Arrhythmias in Children

A Case-Based Approach

儿童心律失常

基于病例的诊疗方案

原著 [美] Vincent C. Thomas [美] Seshadri Balaji   主译 刘 芳 赵趣鸣

中国科学技术出版社
·北 京·

图书在版编目（CIP）数据

儿童心律失常：基于病例的诊疗方案 /（美）文森特·C. 托马斯（Vincent C. Thomas），（美）塞沙德里·巴拉吉（Seshadri Balaji）原著；刘芳，赵趣鸣主译. —北京：中国科学技术出版社，2024.1

书名原文：Pocket Radiation Oncology

ISBN 978-7-5236-0317-8

Ⅰ.①儿… Ⅱ.①文… ②塞… ③刘… ④赵… Ⅲ.①小儿疾病－心脏病－心律失常－诊疗 Ⅳ.① R725.4

中国国家版本馆 CIP 数据核字（2023）第 220114 号

著作权合同登记号：01-2023-5147

策划编辑　郭仕薪　孙　超
责任编辑　孙　超
文字编辑　陈　雪
装帧设计　华图文轩
责任印制　李晓霖

出　　版　中国科学技术出版社
发　　行　中国科学技术出版社有限公司发行部
地　　址　北京市海淀区中关村南大街 16 号
邮　　编　100081
发行电话　010-62173865
传　　真　010-62179148
网　　址　http://www.cspbooks.com.cn

开　　本　889mm×1194mm　1/16
字　　数　189 千字
印　　张　7.5
版　　次　2024 年 1 月第 1 版
印　　次　2024 年 1 月第 1 次印刷
印　　刷　北京盛通印刷股份有限公司
书　　号　ISBN 978-7-5236-0317-8/R·3140
定　　价　128.00 元

Elsevier (Singapore) Pte Ltd.

3 Killiney Road, #08-01 Winsland House Ⅰ, Singapore 239519

Tel: (65) 6349-0200; Fax: (65) 6733-1817

Arrhythmias in Children: A Case-Based Approach

Copyright © 2022 Elsevier Inc. All rights reserved.

ISBN-13: 978-0-323-77907-4

This translation of *Arrhythmias in Children: A Case-Based Approach* by Vincent C. Thomas, Seshadri Balaji was undertaken by China Science and Technology Press and is published by arrangement with Elsevier (Singapore) Pte Ltd.

Arrhythmias in Children: A Case-Based Approach by Vincent C. Thomas, Seshadri Balaji 由中国科学技术出版社进行翻译，并根据中国科学技术出版社与爱思唯尔（新加坡）私人有限公司的协议约定出版。

《儿童心律失常：基于病例的诊疗方案》（刘芳，赵趣鸣，译）

ISBN: 978-7-5236-0317-8

Copyright © 2024 by Elsevier (Singapore) Pte Ltd. and China Science and Technology Press.

注　意

译校者名单

主　译　刘　芳　赵趣鸣

副主译　储　晨　梁雪村

译校者（以姓氏笔画为序）

　　　　王　凤　刘　芳　孙淑娜　李　萍　何　岚

　　　　张立凤　林怡翔　郑远征　赵　璐　赵趣鸣

　　　　梁雪村　储　晨　谢丽萍

原著者名单

Vincent C. Thomas

Pediatric Cardiologist and

Electrophysiologist Medical Safety Officer

Johnson & Johnson

Irvine, CA, United States

Seshadri Balaji

Professor

Department of Pediatrics, Division of Cardiology

Oregon Health and Science University

Portland, OR, United States

内容提要

　　本书引进自 ELSEVIER 出版集团，由国际知名的儿科心脏病学家 Vincent C. Thomas 和 Seshadri Balaji 领衔编写，国内复旦大学附属儿科医院的众多心脏病专家联合翻译，是首部以临床案例分析的形式描述儿童心律失常诊断和治疗的实用著作。全书共四篇 29 章，以年龄段划分，系统介绍了在儿科病房、门诊和急诊可能遇到的 29 个真实病例场景。书中所述的每个病例都从儿童电生理医生的角度，以通俗易懂的语言展示了对本病例的临床思维过程，包括体格检查、诊断检查、治疗计划及预后评估。本书内容实用、阐释简明、视角独特、指导性强，既可作为儿童心脏科医生的指导用书，又可作为全科医生、急诊科医生和相关研究人员的参考书。

译者前言

儿童心律失常是一类常见但又相对复杂的疾病谱。这些患者往往会因为出现各种情况而被送到儿科门急诊，这对接诊的一线儿科医生或病房值班医生是种挑战。但与成人心律失常丰富的参考书籍相比，儿童心律失常诊治的专著数量相对较少，更加缺乏基于案例来生动展现不同临床场景下儿童心律失常诊断思路和处理原则的书籍。

Arrhythmias in Children: A Case-Based Approach（《儿童心律失常：基于病例的诊疗方案》）一书是首部以临床案例分析形式，从儿童电生理医生角度，用通俗易懂的语言展示对案例诊治及预后思考的实用著作。本书共有四篇29章，前三篇以年龄划分，每章先通过精简的文字介绍不同临床场景下的儿童心律失常案例，紧接案例呈现的是儿童电生理医生对该案例的初步印象、下一步检查、治疗和预后的看法。第四篇描述的是"特殊情况"，如胎儿、心脏手术或起搏器植入术后的儿童发生心律失常时的诊治思路。

正如原作者 Vincent C. Thomas 和 Seshadri Balaji 教授所言，本书不只是为儿童心内科专科医生而著，更是为了医疗工作中涉及儿童心律失常的一线临床医生。本书不涉及心律失常和电生理的复杂机制描述，但能从儿童电生理医生角度，将复杂的心律失常概念用通俗易懂的语言进行表达，而且言简意赅，同时配有精美清晰的心电图和示意图，使得全书更显图文并茂。本书内容丰富，且高度总结和概括，从新生儿到青少年，从医院到社区，从病情平稳到病情危重，可以说涉及了临床医生在工作中遇到的大多数儿童心律失常场景。

这是一部颇具价值的儿童心律失常诊治参考书，目前国内出版的图书中也缺少与本书相类似的专著。本书适合所有儿科医生、全科医生、急诊科医生和内科医生阅读，相信同道们一定会开卷有益。

本书的翻译工作得到了复旦大学附属儿科医院心内科同道们的大力支持，大家在繁忙的临床工作之余，高质量、高效率地完成了翻译工作，在此表示感谢。由于医学发展迅速，加之中外术语规范及语言表达有所差异，中文版中可能存在一些疏漏或欠妥之处，敬请读者指正。

复旦大学附属儿科医院　刘　芳　赵趣鸣

原书前言

　　管理心律失常的儿童患者往往令人担忧，可能会因为患儿的心跳过快、心脏受累或潜在的严重后果而令医务人员感到不安。*Arrhythmias in Children: A Case-Based Approach* 旨在解决这些问题，并提供一种简单、合理的方法来管理具有挑战性心律失常的儿童患者。本书的读者主要是会遇到这些患儿的一线医生，包括儿科医生、家庭医生、急诊室医生、护士、住院医生和医学生；尽管本书未提供其他儿科电生理学著作通常会涉及的详细且广泛的机制描述，但对正在进行或已经完成儿童心脏病学培训的专科医生也能从阅读本书中受益。

　　出版本书的主要目的是在遇到常见的临床场景时，提供一个儿科电生理学家的思路。每一章都从一个临床案例开始，这些临床案例都是普通医务人员经常咨询儿科电生理专家的，也代表了我们最常见的临床问题。读者将在临床案例展示后立即看到一个章节，标题为"我在想什么"这一段是有目的的以一种"意识流"的形式编写的，使用口语和情感化的语言，以表达出专科专家如何看待这种情况。这部分旨在让读者深入了解儿科电生理学家未经过滤的初步印象，从而引发对下一步该做什么，还需寻找什么线索，以及何时需要担忧的思考。

　　本书前三篇分别为婴儿、儿童和青少年，以展示相应年龄段常见的心律失常和心律失常综合征。本书的最后一篇是特殊情况，即心律失常病例是特定于疾病状态的，一般医护人员不常遇见。读者会注意到，前三篇的构成与侧重于案例细节的最后一篇相似。在前三篇中，"我在想什么"部分之后通常紧接一个鉴别诊断表格，这个表格是依据电生理专家的观点根据临床表现按发生可能性排序的。鉴别诊断可能非常广泛，虽然应该包括所有可能诊断，但临床背景是关键。对于病因明确的章节，用与主题密切相关的表格替换了鉴别诊断表格。之后接着是"病史和体格检查""诊断检查"和"治疗计划"。读者将注意到，在各个章节中，会从临床病例到一般电生理学主题进行讨论，以行进一步检查。关于儿童心电图解读（第 8 章）、心脏消融术（第 9 章）、青少年晕厥（第 16～18 章）或关于心电图筛查的争议（第 11 章）的深入讨论也将有助于大家的学习。在本书最后的第四篇"特殊情况"中，由于提出的问题是直接的且基本诊断也已知，因此本篇将具体介绍"我在想什么"，包含了病例讨论的细节。

　　我们真诚希望本书能为心律失常患儿管理提供关键见解，帮助揭开儿童心律失常的神秘面纱。了解何时需要及何时不需要担心是儿科所有心律失常管理的第一步。希望大家能从书中吸取经验教训，进而为心律失常患儿提供优质、安全且富有同情心的照护。

致 谢

衷心感谢我的妻子和孩子无条件的爱和支持；感谢我的父母为我灌输信仰和努力工作的价值观；感谢我的兄弟和家人的鼓励；感谢我的导师和同事们的指导和睿智的建议；感谢我的患者和他们的家人，让我成为他们生活的一部分，感谢他们给我的教诲。

Vincent C. Thomas

献给我的父母 Parvathavardhini Seshadri 和 Venkatraman Seshadri。

Seshadri Balaji

目 录

第一篇 婴 儿

第二篇 儿 童

第三篇　青少年

第四篇　特殊情况

第一篇　婴儿
Infant

第1章
患有心动过缓的新生儿

Newborn nursery infant that has bradycardia

赵趣鸣 **译** 刘 芳 **校**

一、病例介绍

"我是从新生儿普通病房打来的，我是今天的护士长。这里有一名刚出生1天的新生儿，在听诊时发现心率缓慢（表1-1）。我测了一下平均脉率为90次/分。这个孩子看起来很健康，喂养也没问题。我已经打电话给儿科医生，她今天下午门诊后会来看这个孩子，但她也让我给你打电话。有什么我应该担心的吗？"

二、我在想什么

与任何心律失常一样，我首先想到的是患儿的临床状况。在这种情况下，心动过缓是否会影响新生儿生存，即维持稳态的代谢、进食和体重增长的能力？没有酸中毒、能够进食且体重增长

表1-1 鉴别诊断	
可能性	**病　因**
很可能	• 窦性心动过缓 　– 继发于呼吸暂停或窒息 　– 继发于母体用药
可能	• 房性早搏未下传 • 继发于诱导性低体温的窦性心动过缓
罕见	• 先天性甲状腺功能减退（窦性心动过缓） • 先天性心脏传导阻滞 • 长QT间期综合征（窦性心动过缓，2∶1房室传导阻滞） • 继发于先天性心脏病的病态窦房结综合征或异位综合征（左心房异构）

适当的患儿不需要立即干预。一旦确定患儿的临床状况良好，我就需要了解心律情况和寻找某种监测手段，最好使用15导联心电图。电生理学家介入的新生儿心动过缓最常见的原因是窦性心动过缓，这通常是其他问题的征兆，而不是诊断。只要患儿临床状况稳定，我就有时间进行检查。

三、病史和体格检查

病史在新生儿心动过缓的检查中是至关重要的。考虑到新生儿在子宫外的时间短暂，询问病史似乎有违直觉，但病史应该包括分娩前和分娩后的情况。例如，患儿的临床状况如何？在任何心律失常病例中，这都应该是首要关注的问题，由此推动决策和行动。任何由心动过缓引起的不稳定征象都可能需要立即咨询儿科心脏病专家，最好是儿科电生理专家。大多数新生儿心动过缓是由于窦性心动过缓所致（图1-1）。窦性心动过缓的原因可能包括呼吸相关问题，如早产儿窒息和（或）呼吸暂停。窦性心动过缓也可能是分娩期间或分娩后使用药物的结果。胎儿期心动过缓可能提示胎盘血流不足或潜在遗传易感性，如先天性心脏病或长QT间期综合征。它还可能提示潜在的心律失常，如房性早搏未下传（图1-2和图1-3）。正常新生儿最常见的异位心律失常是房性早搏。在先天性心脏传导阻滞的新生儿中，母体狼疮的发病率较高，应该询问有无这种病史。

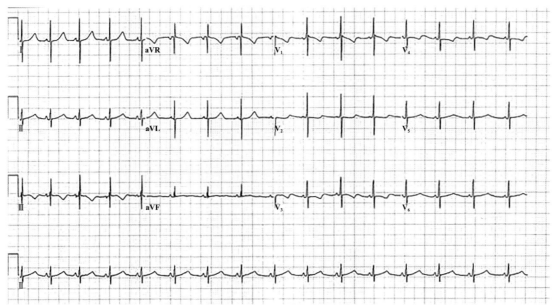

25mm/s　10mm/mV　150Hz　7.1.1　12SL 239　CID:2

▲ 图 1-1　新生儿窦性心动过缓

心电图显示新生儿心率缓慢（95 次 / 分），有 1 : 1 传导的清晰且向量正常的 P 波，提示窦性心动过缓。这种窦性心动过缓是由于产妇在分娩前服用药物所致

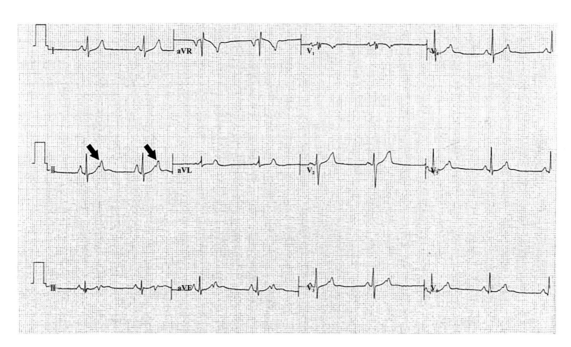

▲ 图 1-2　房性早搏未下传

心电图显示位于 T 波内的房性早搏（箭）未传导至心室，从而使心率减慢

在体格检查中，大多数有稳定心动过缓的新生儿的生命体征没有其他明显变化。应监测并记录导致心动过缓的呼吸暂停。任何发绀或氧饱和度低的证据都可能提示潜在的先天性心脏病。在临床稳定的新生儿中，整体外观应表明有足够的灌注，没有皮肤斑点的迹象。心脏杂音和预期的心率减慢可能预示存在先天性心脏病。听诊节律不规则可能提示房性早搏未下传。

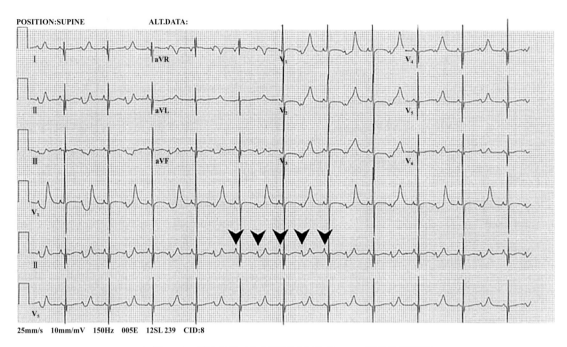

▲ 图 1-3　新生儿长 QT 间期综合征合并 2∶1 房室传导阻滞

心电图显示窦性心律，QT 间期严重延长，导致窦性心率（箭头）以 2∶1 传导，随后出现心动过缓。新生儿长 QT 间期综合征导致 2∶1 传导的发现非常令人担忧，预后较差

四、诊断检查

新生儿心动过缓的主要检查是心电图，也应该是被安排的第一个检查。如果心动过缓间歇出现，应将新生儿置于持续监测的模式中，最好能够记录心律变化并能捕捉单导联或多导联的心律条带。如果医院中没有这种系统，Holter 监测仪可以作为替代，尽管需要时间进行结果解读并且临床行动也将被延迟至少 24h。如果临床怀疑存在先天性心脏病，应进行超声心动图检查以评估心脏解剖结构。对于先天性心脏传导阻滞，可以测试母体狼疮抗体（抗 SSA、抗 SSB）。在美国，先天性甲状腺功能减退症在新生儿筛查中进行常规检查，如果有问题就应进行评估。

五、治疗计划

如前所述，患儿的临床状况对所有心律失常管理至关重要。在临床情况不佳的情况下，通常需要立即进行干预。强烈建议立即对心脏问题进行会诊。推荐的治疗可能包括使用增加心率的药物（如肾上腺素、异丙肾上腺素、阿托品）或临

时起搏。临时起搏可以通过经静脉途径在右心室放置临时起搏导线并与临时起搏器连接来进行。在紧急情况下，可通过在标准医院心脏复律除颤器上放置除颤器贴片进行临时起搏，并且应始终使用适当的镇静药，因为体外起搏会非常疼痛。

关于体外心脏起搏的几点注意事项。首先，始终确保起搏刺激确实产生传导性心脏搏动，而不仅仅是在心脏监护仪上显示有起搏信号。灌注率的评估可以通过多种方式进行测量，包括听诊、感觉中心脉搏或使用脉氧仪计算灌注率。其次，利用这个机会了解医院的心脏复律除颤器及如何采取合适的设置。此时，时间至关重要，这种救命的医院设备通常用于真正的紧急情况，而不是在患儿出现危及生命的心律失常时才首次引入。请注意，社区中的自动体外除颤器没有外部起搏设置。

最常见的是，在新生儿期出现心动过缓的患儿表现为窦性心动过缓，且临床稳定。心动过缓通常是镇静、母体药物或可能的呼吸问题的征兆。虽然前两个因素导致的心动过缓有自限性，通常

会随着时间的推移而好转，但呼吸问题最好通过补充氧气或空气来解决，尤其是早产儿。窦性心动过缓几乎总是发生在早产儿身上，这些早产儿为了保护神经系统而接受了诱导性低体温治疗。心电图通常显示 QT 间期延长，这在低体温被逆转后通常会消失。

在某些情况下，心动过缓可能是由于房性早搏传导受阻，即心房搏动未传导至心室，导致灌注率降低。房性早搏是新生儿常见的心律失常之一，通常是良性的，没有临床影响。良性房性早搏的迹象包括 P 波形态单一，没有持续性房性心动过速的证据，以及心脏结构正常。尽管超声心动图可能有助于排除先天性心脏病，但大多数情况下房性早搏见于心脏结构正常的患儿中。极少数情况下，看起来像房性早搏的波形可能代表了室上性心动过速的一次折返性搏动。这些类型的"回波搏动"在持续监测时最终表现为室上性心动过速的短阵发作。良性房性早搏无须药物治疗而只需随访监测，到新生儿 6 月龄时大多数可自愈。

少数情况，新生儿可能有一些更隐匿的复杂疾病，表现为心动过缓，建议咨询儿科心脏病专家。先天性甲状腺功能减退可能表现为窦性心动过缓，合理的治疗能使心律好转。先天性心脏病，尤其是左心房异构的患儿，由于真正的窦房结缺失而可能出现频率较慢的房性或交界性逸搏节律（图 1-4）。左心房异构常伴有其他结构性心脏缺陷，通常为紫绀型心脏病。患有长 QT 间期综合征的新生儿在胎儿期可能出现心动过缓，可能是继发于窦性心动过缓或 2:1 房室传导阻滞，应完整评估突发性心脏停搏的家族史，并通过基因检测确定诊断。

患有先天性心脏传导阻滞的新生儿常在胎儿期就因心动过缓而被发现（图 1-5）。管理通常包括一个由产科医生、围产期医生、新生儿医生、胎儿心脏病学家和儿科电生理学家组成的团队。偶有新生儿在分娩后才被发现患有先天性心脏传导阻滞，治疗方案取决于患儿的临床稳定性。通常，仔细观察是第一步，根据症状、平均心率、心律的长时间停搏和是否合并先天性心脏病确定是否需要起搏器。强烈建议尽早咨询儿科电生理学家。

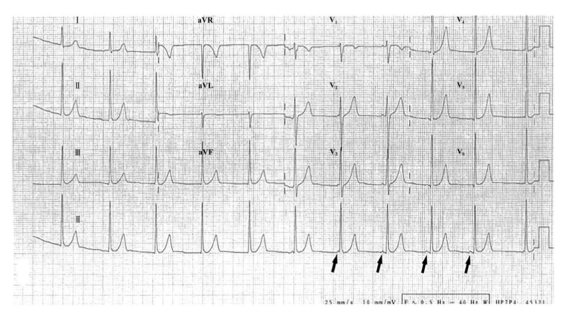

▲ 图 1-4　交界性节律

心电图显示加速的交界性节律刚好超过窦房结的速度。在心律条带的末端，窦性 P 波（箭）加速超过了交界性心律，从而成为主导节律

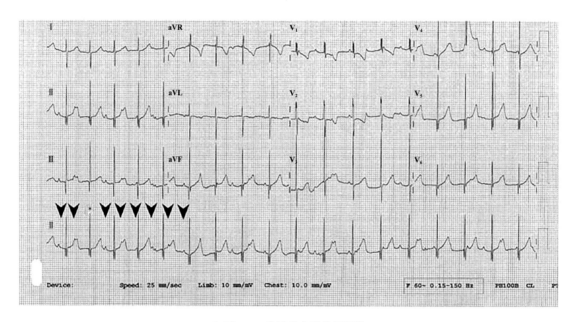

▲ 图 1-5 先天性心脏传导阻滞

心电图显示先天性心脏传导阻滞，交界性逸搏心率约为 110 次 / 分。窦性心率由 P 波（箭头）在交界性心律中行进的速率决定，约 165 次 / 分。P 波可能隐藏在 QRS 波群内（*）

第 2 章

心脏监护显示有早搏的新生儿

NICU infant noted to have extrasystoles on cardiac monitor

赵趣鸣 **译** 刘 芳 **校**

一、病例介绍

接到新生儿重症监护室（neonatal intensive care unit，NICU）关于一名孕 34 周早产儿的电话："这里有一名 1 周龄男婴，因为持续需氧和喂养问题住在这里。这个孩子出生后就接受了气管插管，但现在已经脱离呼吸机并只需要 1L/min 的鼻导管吸氧。他一直在接受肠外营养，现在也通过鼻胃管进行一些喂养。因为吸氧，所以需要监护，我们注意到存在额外心跳导致他的监护仪报警。你能过来看看吗？"

二、我在想什么

警报可能是 NICU 护士工作的烦恼之源。床旁监护仪可以出于多种原因报警，包括医源性和非医源性因素。通常监护仪上的额外心搏表明新生儿存在某种形式的节律变化，但并不总是如此。有时监护仪可能把伪差误认为额外心搏（表 2-1）。我通常认为额外心搏代表了早搏，如下

表 2-1 鉴别诊断	
可能性	**病 因**
很可能	• 房性早搏 • 伪差
可能	室性早搏
罕见	• 先天性心脏病 • 心脏肿瘤

传的房性早搏导致节律改变。接下来，我开始思考房性早搏的潜在病因。这个孩子存在低钾吗？他的脐静脉导管或中心静脉导管是否已进入右心房？最后通常是采取非心源性的处理方法。

三、病史和体格检查

NICU 的婴儿，顾名思义，需要重症监护，临床设置上会监测可能合并的特发性变化。应该回顾监护仪上记录到并引起报警的额外心跳，并且评估这些事件发生的频率。此外，确定额外心跳被记录到的具体时间范围很重要（如服药后或喂食后）。鉴于早搏的可能病因，应进一步了解潜在电解质紊乱或存在新放置的中心静脉导管的病史。

体格检查应该关注听诊与监护仪上记录的额外心跳相关的节律变化。有时候监护仪上的变化与听诊不符合，而是更准确地反映了由于打嗝等运动造成的伪差。听诊还应关注先天性心脏病的杂音或极为罕见的心房黏液瘤的"肿瘤扑落"音。还应该注意中心静脉导管的存在。

四、诊断检查

评估的第一步是回顾监护仪。如前所述，患儿的运动可能被监护仪感知为心脏信号而产生伪差，从而导致报警。确定信号是心源性还是伪差可以明确其对基础心律的影响。真正的心脏信号常影响基础心律，导致心搏节奏的改变。对于伪

差，每次心搏之间的节奏或速率是不变的。有时，可以看到伪差落在真正的心脏信号上，但不会改变基础心律（图 2-1）。

如果监护仪确实检测到了早搏或额外心跳，只要节律变化发生的足够多而能被捕捉到，心电图就是最有用的检测手段。对于房性早搏，有许多病因可能导致这种情况。在早产儿，电解质紊乱很常见，特别是那些服用利尿药或需要肠外营养的婴儿。低血钾、低血镁和低血钙常会导致房性早搏，有时还会导致室性早搏。对于有中心静脉导管的患儿，进入心房过深的导线可能会诱发房性早搏。这种情况常可以通过胸部 X 线片确定。对于有房性早搏或室性早搏的 NICU 患儿，超声心动图可用于评估先天性心脏病。

五、治疗计划

显然，在运动伪差的情况下，不需要采取任何行动。如果是真正的早搏，需要根据潜在的病因采取行动。如果生化检测有任何异常发现，应纠正电解质紊乱，并观察早搏是否消失。对于中心静脉导管头端位置过深的新生儿，应重新定位、更换或移除导管。先天性心脏病应咨询儿科心脏病学家进行治疗。

对于心脏结构正常且无明确病因的房性早搏的新生儿，处理主要是基于观察。单纯的房性早搏几乎不用担心，会随着时间推移逐渐缓解（通常在 6 月龄内），抗心律失常药物仅用于房性心动过速（图 2-2）。可能有房性心动过速的 NICU 新生儿通常在监测中被发现。

新生儿室性早搏比房性早搏少见。同样，这些患儿需要监测，并应评估是否有室性心动过速的迹象。室性早搏负荷增加可能导致心室功能障碍。因此，如果室性早搏负荷相对较高，应获得基线超声心动图并进行随访。通常不使用药物，除非室性早搏引起了血流动力学影响或心脏功能障碍。一种罕见但应该怀疑的情况是：如果患儿存在二联律并且早搏时的每搏输出量低，相当于有效心率只是记录到的心率的一半（图 2-3），属于严重心动过缓。大多数新生儿都会有室性早搏，而且随着时间的推移会自行消失。这些患儿建议咨询儿科心脏病学家或电生理学家并进行随访。

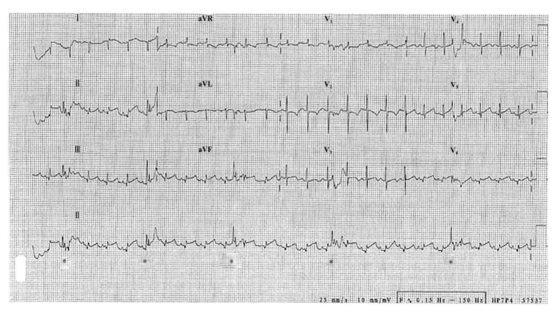

▲ 图 2-1 打嗝导致的伪差

心电图显示在婴儿的窦性节律中有一个明显的伪差（*），像是异位搏动。提示该波形是伪差的重要线索是基础心律没有改变，仔细检查表明在描记过程中有正常的波形

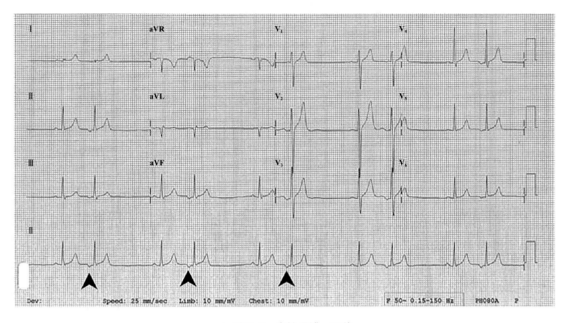

▲ 图 2-2 房性早搏，下传

心电图显示下传的房性早搏（箭头）。它们每隔一次心跳，出现一次，因此这种节律被称为"房早二联律"

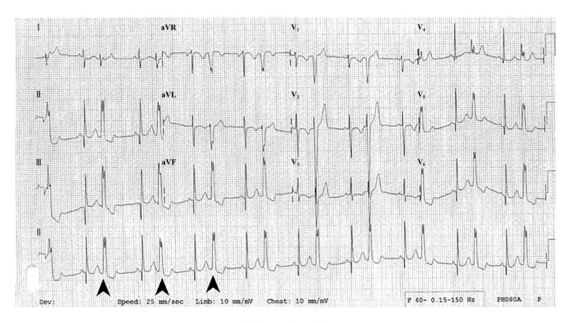

▲ 图 2-3 室性早搏

心电图显示室性早搏（箭头）。由于它们每隔一次正常心搏出现一次，这种节律被称为"室早二联律"。下壁导联的早搏形态呈正向，提示流出道来源

第3章
有持续性心动过速的足月婴儿
Full-term infant noted to have persistent tachycardia

林怡翔 **译** 储晨 **校**

一、病例介绍

"您好，我来电是想向您汇报一名足月新生儿的情况，他由于分娩后出现持续的心动过速而被转入新生儿重症监护室。无论何种状态下，他的心率似乎都保持在很高的水平。我觉得宝宝看起来很稳定，但心率肯定比我预期的要高。我们获得了他的心电图，但我得承认，对我来说有点难理解。"

二、我在想什么

通常，当我接到这样的电话时，我想到的是几种不同类型的心动过速（表3-1）。这个电话中描述的新生儿情况有三个要点：①临床情况是稳定的；②足月新生儿；③从分娩后心动过速就持续存在。也许更微妙的是来电者的评论，这些评论经常给我留下深刻的印象。说心率"比我预期的要高"通常提示我考虑可能被认为是正常范围内的心率。当患儿有更典型的旁路介导的折返性室上性心动过速时，呼叫者通常会在开始就直接提到具体心率（如患儿心率为220次/分）。在这里，我得到的线索是心率并没有那么高。患儿的心电图"对我来说有点难理解"，这表明心电图看起来并不完全正常，但也不是那么明显的不正常。这些类型的病例对于电生理学家来说是令人兴奋的，因为我们在很大程度上依赖于自身的诊断能力，应用我们心律失常、诊断技巧和心

电图追踪的知识。

可能性	病因
表3-1 鉴别诊断	
很可能	• 心房扑动 • 旁路介导的房室折返性心动过速 • 继发于败血症或低血容量的窦性心动过速
可能	• 自律性异位性房性心动过速 • 多源性房性心动过速 • 先天性交界性异位心动过速 • 房室结折返性心动过速 • 持续性交界区反复性心动过速
罕见	• 室性心动过速 • 甲状腺功能亢进继发的窦性心动过速

三、病史和体格检查

与任何新生儿心动过速一样，确定心动过速的发病时间很重要。心动过速是在胎儿期发现的吗？分娩后立即出现？还是在新生儿期后期突然发病？胎儿心动过速通常反映的是房性心律失常，但也可能是旁路介导的心动过速和其他情况。在许多情况下，胎儿房性心律失常在分娩后会自行停止并不再复发，但也并不总是如此。如果在分娩后才发现心律失常，应强烈考虑心房扑动的可能性。一般来说，在新生儿期后期突然发作的心律失常更可能是折返性心动过速。病史采集时还应详细询问所有的母体感染或发热的病史，以评估潜在的败血症。喂养史和尿量评估有助于评

估容量状态和反映心输出量。

心律失常本身的特征有助于确定其病因。此时，复习心律失常的一些基本概念能帮助我们进一步理解、诊断和处理儿童心律失常。

儿童心律失常可按机制分为折返性、自律性增高或触发活动。在儿科患者中，最常见的机制是折返（＞ 90%），其次是自律性增高（约10%），触发活动极其罕见。折返性心律失常可通过心律失常沿着折返环传播的规律反映出来，折返环通常围绕着解剖或电生理屏障（图 3-1）。如果是有特定路径的折返性心动过速，心率通常没有变化或仅有很小的变化，临床上表现为持续的频率和突发突止现象。相比之下，自律性心动过速起源于一组心肌细胞的潜伏性放电。由于心律失常的传播没有特定的路径，心率通常有变化并且往往会受到儿茶酚胺水平的影响。临床上表现为心率的"温醒现象"和"冷却现象"。生理性应激会加剧这种变化，而生理性应激的缓解（如镇静）则会缓解这种变化。

新生儿心房扑动最常见的表现是持续的心动过速和心率无变化（图 3-2）。在大多数情况下，由于房室结的存在使得房性心律失常被阻滞，心房扑动的频率是心室率的 2～3 倍。突然发作更提示是一个折返性的心律失常，而"温醒现象"

和"冷却现象"更提示是自律性异位心动过速，包括窦性心动过速。

典型的心律失常新生儿体检一般无特异性体征。体格检查应侧重于先天性心脏病的体征，如发绀、杂音、肝大或股动脉搏动减弱。其他需要评估的是低血容量相关的关键体征，包括前囟凹陷、眼窝凹陷、皮肤弹性不佳、整体脉搏减弱和毛细血管再充盈时间延长。对于潜在的败血症问题，临床医生应该评估整体临床状态，包括评估感染的迹象，如发热、面色发红或提示"热休克"的快速毛细血管再充盈、整体脉搏减弱和瘀斑 / 紫癜。

四、诊断检查

在评估心律失常时，最关键的检查是心电图。虽然有时心电图很难解读，但对心律的追踪可以提供诊断或识别心律失常的重要线索。

在上述的临床场景中，呼叫者描述了一种难以解读的心电图。有许多方法可以帮助临床识别心律失常，包括在采集心电数据时或后处理过程中可以在心电图机上做的更改。常规心电图的走纸速度为 25mm/s；对于快速性心律失常，将走纸速度更改为 50mm/s 能帮助我们更容易识别波形或节律变化（图 3-3）。常规心电图标准电压为

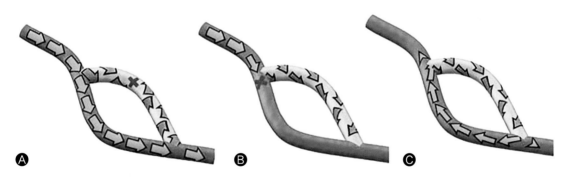

▲ 图 3-1　折返

折返节律的形成需要存在两条围绕着一个功能屏障的具有不同传导和恢复特性的路径，其中一条路径发生单向阻滞。在图中，蓝色路径代表恢复较慢的"快"传导通路，黄色路径代表恢复较快的"慢"传导通路。A. 窦性心律：在一次窦性冲动中，心电波沿快通路（绿色直形箭）和慢通路（橙色螺旋箭）同时顺传。由于蓝色通路的快速传导，心电波到达黄色通路的远端，并开始逆行传播。顺行和逆行电波相冲（红 ×）从而终止和预防了折返形成。B. 早搏：提前发出的冲动顺行传播时，快通路因恢复慢仍处于不应期而发生单向阻滞（红 ×）。而慢通路恢复快，因此冲动沿慢通路缓慢顺行传播（橙色螺旋箭）。C. 折返性冲动：当心电波到达慢通路（黄色）的远端时，快通路已能够逆行传播，从而形成了折返环。这种慢 - 快折返形式使得与路径相连的远端和近端（绿箭）几乎同时激动，就像我们在房室结折返性心动过速中看到的房室激动一样

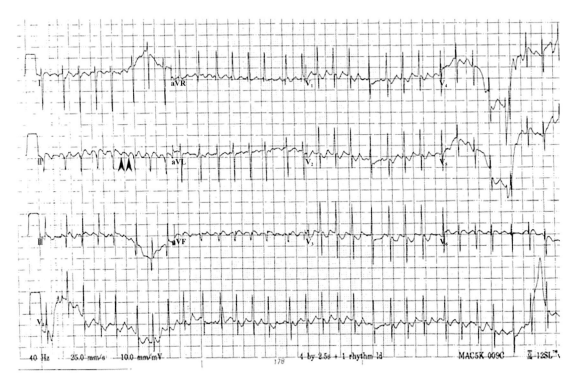

▲ 图 3-2　新生儿心房扑动

心电图显示了一个新生儿的心房扑动。仔细观察可以看到特征性"锯齿"样 P 波，但当被 QRS 波掩盖时很难识别。自发的房室传导阻滞可显示两个连续的 P 波，从而帮助我们做出诊断（箭头）

10mm/mV；在此标准下可能很难看到某些波形，特别是心房波；使用 20mm/mV 设置可以更好地显示这些波形（图 3-4）。

有明显室上性心动过速的患儿进行超声心动图检查是合理的；可以确定基线心功能并除外先天性心脏病的存在。在大多数情况下，超声心动图结果是正常的，包括预期会发现的新生儿卵圆孔未闭。

五、治疗计划

应用对心律失常机制的理解和心电图的回顾可以帮助我们确定最佳的治疗方案。

如前所述，突然发作和持续性心动过速强烈提示折返性心律失常。在处理折返性心律失常时，了解心脏的哪些部分参与折返环的形成是很重要的。心房扑动的折返环通常围绕三尖瓣传播。对

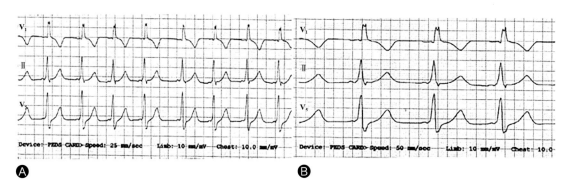

▲ 图 3-3　心电图的走纸速度

A. 以 25mm/s 的标准速度描记的 Wolff-Parkinson-White 患儿的心电图；B. 同一患儿以 50mm/s 的走纸速度描记的心电图。注意波形的加宽和每个节段加长到了 25mm/s 标准纸速时的 2 倍

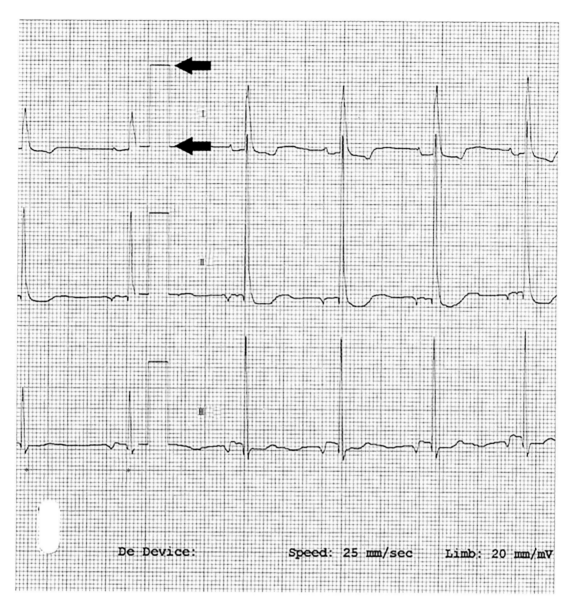

▲ 图 3-4　心电图的电压

图中显示Ⅰ、Ⅱ、Ⅲ导联从 10mm/mV（＊）到 20mm/mV 的电压变化。心电描记使用方框标志（箭）来描绘电压。图中方框标志高度 20mm（20 小格），表示 20mm/mV 电压。注意所有波形的高度都增加了，让我们更容易识别

于旁路介导的心动过速，折返环很长（如大折返环路），包括心房、房室结、心室和旁路。这与房室结折返性心动过速形成对比，其整个折返环由房室结的慢径和快径构成。了解折返环中的结构，我们可以采取适当的措施来"打断"折返。

临床上常用影响房室结传导的方法打断折返环。迷走神经动作可以增强迷走神经支配心脏的副交感神经活性，减缓传导速度从而打断心律失常环路。腺苷是一种起效快、清除快的常用药物，

主要作用于房室结的腺苷受体，但也作用于其他心肌组织，包括心房。这些措施作用于房室结，目的就是作用于其参与的心律失常环路（如房室折返性心动过速、房室结折返性心动过速）。值得注意的是，心律失常终止后仍有可能复发。折返性心动过速的复发可能需要更长期的抗心律失常药物治疗，如地高辛或 β 受体拮抗药来调整传导。建议咨询儿科电生理专家。

在上述临床情景中，考虑到房室 2 ∶ 1 传导

和 QRS 波群内埋藏的 P 波，心房扑动的心电图可能很难识别。尽管房室结肯定不参与心房扑动折返环形成，进一步减慢房室传导也可以更清楚地显示心房扑动的锯齿状波（图 3-5）。虽然腺苷不能打断心房扑动折返环路，但可以帮助诊断。同样的效果也可以通过迷走神经动作来实现，尽管由此产生的房室传导阻滞较短且不那么明显。新生儿心房扑动的进一步治疗需要电复律治疗并咨询儿科电生理专家。有几种方法可以转复新生儿的心房扑动，包括使用食管起搏来超速起搏，或者使用心脏除颤器以 0.5～1J/kg 同步直流电复律。在大多数新生儿心房扑动的病例中，心律失常的终止是直截了当的，而且复发极其罕见。

自律性心动过速的管理是相当具有挑战性的。新生儿自律性心动过速包括房性心动过速、多源性房性心动过速、室性心动过速和先天性交界性异位心动过速。由于这些心律失常形成不依赖折返环，腺苷或迷走神经动作没有作用。治疗的重点是使用抗心律失常药物来控制心律失常发生和预防儿茶酚胺活性升高引起心律失常恶化。常用的药物包括钠通道（如静脉注射普鲁卡因胺或口服氟卡尼和普罗帕酮）和钾通道阻滞药（如口服或静脉注射索他洛尔或胺碘酮）。这些药物可能会有明显的不良反应，并有潜在致心律失常作用，包括延长 QT 间期。对于这些形式的心律失常，必须仔细监测心脏功能，因为已知它们会导致心动过速性心肌病。强烈建议咨询电生理专家。

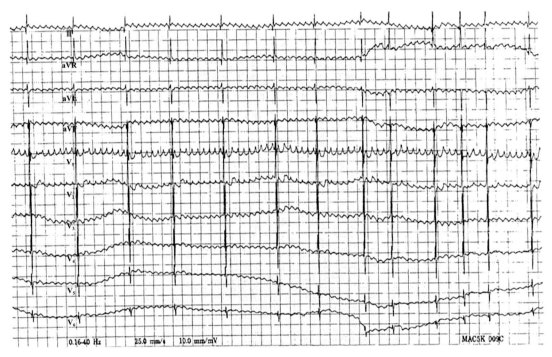

▲ 图 3-5　通过腺苷诊断新生儿心房扑动

注射腺苷可引起房室传导阻滞，更清楚地显示心房扑动波形。与图 3-2 为同一患儿，应用注射腺苷的诊断方法后，心电图显示其房室传导阻滞更为明显。值得注意的是，由于房室结不参与折返环，腺苷不能终止心房扑动，因此不具有治疗作用

第 4 章
因心动过速、烦躁和无法进食到急诊就诊的 2 月龄婴儿

2-month-old presenting to the ER with tachycardia, fussy, unable to eat

林怡翔 **译** 储 晨 **校**

一、病例介绍

"你好，这里是儿科急诊室。我们接诊了一名心动过速的 6 周龄女性患儿；她的心率高达 210 次 / 分。她看起来还算稳定，但呼吸频率有点快，而且有些皮肤花纹。她的母亲说她在过去的 48h 里吃得不是很好并且比较烦躁。在过去的 24h 内，她只换过 3～4 次湿尿布。家里也有一些生病的人，但并不意外，因为我们正处于冬季。我正在考虑给她一次液体扩容，但想先问问您的意见。有什么想法吗？"

二、我在想什么

我很担心。2 月龄婴儿心率超过 200 次 / 分有几个原因，但都不是良性的。更令人担忧的是，她被送进了急诊室并且母亲注意到了她的变化。当母亲注意到婴儿行为的变化时，一般来说，倾听、关注和询问是一种好办法。婴儿吃得不好说明存在问题；如果合并尿量减少，我需要担心两个可能的问题，即她的液体状态和心输出量。呼吸急促和皮肤花纹也是令人担忧的迹象。我面对的是感染、未诊断的先天性心脏病，还是原发性心律失常（表 4-1）？这是一名需要我仔细监测、有效诊断并可能收住入院治疗的婴儿。

表 4-1 鉴别诊断	
可能性	**病 因**
很可能	• 窦性心动过速 　- 继发于脱水 　- 继发于感染或脓毒症 • 室上性心动过速（可能是房室折返性心动过速，旁路介导的）
可能	• 窦性心动过速 　- 继发于先天性心脏病（分流病变 / 导管依赖性病变） • 室上性心动过速（自律性，异位性房性心动过速） • 室上性心动过速（持续性交界区反复性心动过速）
罕见	• 室性心动过速 • 遗传代谢病

三、病史和体格检查

围绕当前情况，现病史采集的关键点包括临床状态改变的开始时间、临床情况恶化的时间及相关的症状。所有这些都有助于指导即时处理的步骤。临床状态的突然改变更多地提示心律失常。疾病的症状，如发热、鼻塞、呕吐、水样便和患儿接触史提醒我们注意是否存在感染。几天内进食量逐渐减少合并呼吸频率增加可能意味着未诊断的先天性心脏病，或者相对缓慢但持续不断的心律失常（如异位性房性心动过速或持续性交界

区反复性心动过速）。喂养不耐受、体重减轻和神经状态改变可能提示代谢性疾病。

体格检查对诊断非常重要，特别要注意心血管系统检查。所有出现心动过速的婴儿都应进行心脏杂音听诊和股动脉搏动触诊。新生儿至 3 月龄婴儿特别有可能发现先天性心脏病，这是因为在从胎儿循环过渡到生后循环的过程中，正常的人体生理发生了重大变化。

胎儿循环的第一个过渡是动脉导管的正常关闭，通常发生在出生后几个小时内，但也可以延迟关闭，特别是在早产儿和那些有"导管依赖性"病变的婴儿中。"导管依赖"指的是动脉导管开放是维持肺循环或体循环血供的必要条件。当导管关闭时，导管依赖性肺循环患儿会出现发绀，这可通过监测血氧饱和度发现。导管依赖的体循环最常见的情况是主动脉缩窄，会出现流向上半身和下半身的血流量不一致。肱动脉和股动脉搏动不一致提示导管依赖的可能。

一个预期的生理变化是肺血管阻力的正常下降，通常发生在出生 6~8 周时。对于那些有中等大小的室间隔缺损或持续性动脉导管未闭的婴儿，肺血管阻力的下降可以导致更多的体循环到肺循环的分流。这可能出现新发的心脏杂音和由于肺血流过多而导致的呼吸频率增加。

除了心血管检查之外，还有一些重要的症状和体征用于指导和评估婴儿的临床状况。应该评估总体外观和互动情况。婴儿表现为昏昏欲睡、对乳头不感兴趣、呼吸费力、哭声微弱、没有泪水，这些都是病情重的迹象。评估皮肤的颜色、温度或皮疹。喂奶时额头上有汗珠的婴儿是先天性心脏病的征兆。肝脏增大可能提示充血性心力衰竭或代谢性疾病。

四、诊断检查

再次强调，患儿的临床状况是最重要的。如果患儿处于危重状态，应将工作重点放在立即诊断和紧急处理上。在任何情况下，都需要快速建立静脉通道。对于那些患有折返性室上性心动过速的婴儿，静脉通路开通可以导致迷走神经反应

并可能终止心律失常。心律失常的诊断是基于心电图描记，但这不应延误治疗。在建立静脉通路期间，使用监护仪记录或打印可能就够了。

任何情况下若考虑先天性心脏病可能，超声心动图都是最好的评估方式。如果高度考虑导管依赖性疾病，在等待超声心动图结果的同时，给予前列环素可能是有效的治疗方法。持续心律失常超过 24h 的婴儿，心功能可能下降。随着转为窦性心律，心功能得到改善并逐渐恢复正常。胸部 X 线片也可能有助于确定心脏大小、肺血流量，并评估肺部浸润性病变。血气、乳酸、全血细胞计数、血生化和血培养是其他需要考虑的实验室检查。对于有代谢性疾病可能的患儿，需进一步完善特殊检查包括血氨、血清氨基酸和尿液有机酸等。

五、治疗计划

治疗计划应取决于患儿的临床状况和基础疾病诊断。对于处于危急状态的患儿来说，提供循环稳定、安全气道和呼吸支持等临床需求是至关重要的。目前情况下，急诊室医生询问有关液体扩容问题，这有助于确定心动过速是否继发于低血容量（图 4-1）。可疑先天性心脏病患儿扩容时应谨慎，因为这可能会加剧充血性心力衰竭。在补液之前，一般建议先给予较小剂量（5ml/kg）并监测患儿的反应。

导管依赖性的患儿需要使用前列腺素，应尽快通过安全的静脉途径给予。那些怀疑感染的患儿通常需要静脉输液和抗生素，同时密切监测感染性休克。由于心率加快可以增加心输出量（心率 × 每搏量 = 心输出量），因此对心动过速婴儿可能需要正性肌力药物来支持血压。

对于诊断为室上性心动过速的婴幼儿，终止心律失常是首要的治疗，复律方法的选择应根据患儿的病情和心律失常的机制而定。对处于危急状态的患者，应尽快地进行转律。折返性心律失常可能需要立即通过除颤器进行电复律。对于那些怀疑为自律性异位心动过速的患儿，强烈建议立即咨询儿科电生理专家，使用抗心律失常药物

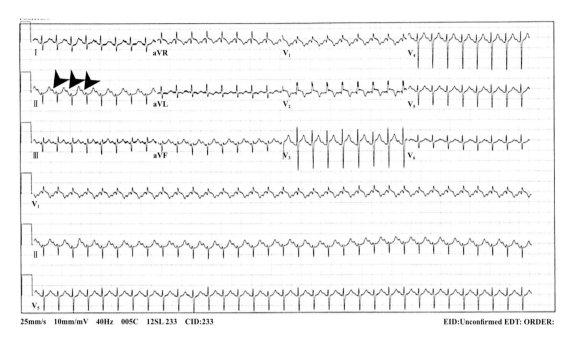

▲ 图 4-1　窦性心动过速

心电图显示长 RP 心动过速，P 波埋在 T 波的后半部分（箭头）。P 波电轴或向量与窦房结起始点一致，符合窦性心动过速

终止发作，同时通过其他措施进行循环支持。这种心律是由于自律性异常的病灶所致，对电复律没有反应。

如果患儿临床情况尚稳定，终止折返性心律失常的首选方法是使用腺苷（图 4-2）。正如本书前面提到的，腺苷作用于心肌细胞的腺苷受体，特别是在房室结。腺苷的作用是立竿见影的，但非常短暂，因为它会立即在血液循环中代谢。因此，腺苷应该通过静脉途径给药，尽可能使用中心静脉快速推注，推注后立即注入生理盐水使其通过循环并返回心脏。通常起始剂量 0.1mg/kg 静脉注射，最大剂量 6mg。第二剂 0.2mg/kg，最大剂量 12mg，可重复使用。

腺苷总能产生效果。腺苷推注后不起作用可能是给药剂量不够或在离心脏太远的部位静脉注射。有时推注后心律失常的终止是短暂的，没有被注意到。因此，强烈建议在使用腺苷时同步描记心电图。如果患儿的临床状况允许通过静脉注射腺苷，就有足够的时间获取心电图。建议在心电图上标明给药

时间。请记住，当房室结不是心律失常环路的一部分时，心律失常的终止可能是短暂的，也可能不会发生（如异位性房性心动过速、室性心动过速）（图 4-3）。然而，电生理专家可能能够从保留在心电图中的诊断线索中做出诊断和处理。

在疑似室上性心律失常的患儿中，腺苷反应的诊断价值不能被过分夸大。即使是短暂地恢复窦性心律，也是房室结参与心动过速环路的线索。在这种情况下，房室结阻断药物，如地高辛或 β 受体拮抗药，可能有助于控制心律。此外，如果腺苷起效时心电图显示比 QRS 波群更多的 P 波，提示起源于心房的心动过速（如异位性房性心动过速或心房扑动）；而房室结只是一个旁观者，仅负责将电活动传至心室。这些非房室结依赖的节律更难控制和治疗。心房扑动可以通过电复律来转复，但异位性房性心动过速通常对电复律没有反应，因为它是一个自律性的病灶，其性质类似于窦房结，只是频率更快。这就好像通过电复律不能终止窦性心动过速一样！

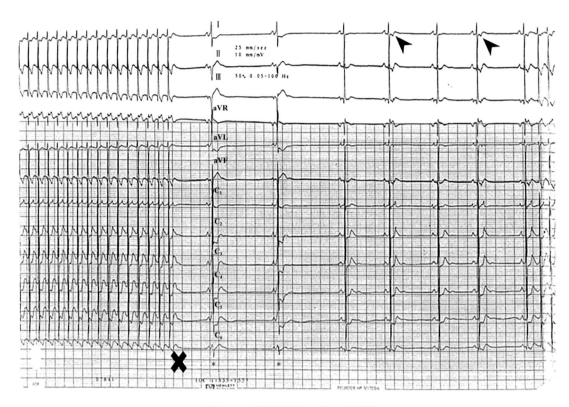

▲ 图 4-2　腺苷诊断室上性心动过速

心电图的第一部分显示符合室上性心动过速的窄 QRS 波心动过速，在用了一剂腺苷后发作终止（×）。紧随其后的是两次窦性搏动（*）伴有心室预激，提示为旁路介导的心动过速。接下来几个心搏显示预激波消失，房室结恢复传导。心动过速终止后的第四次和第六次心搏显示有一个逆行 P 波（箭头），提示通过旁路折返。第七个心搏又提示了在室上性心动过速再次发作之前的折返

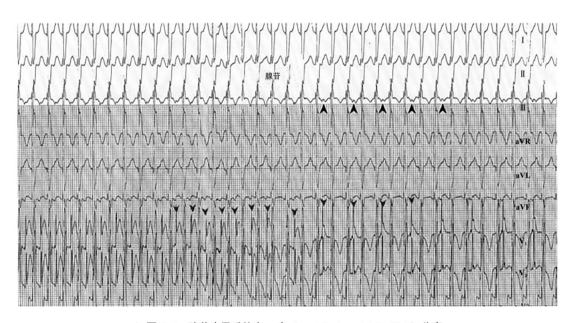

▲ 图 4-3　腺苷应用后的室 – 房（ventricular-atrial，V-A）分离

图为心脏病术后婴儿的心电图。尽管应用了腺苷，持续的有点窄 QRS 波的心动过速仍存在。尽管节律没有变化，但腺苷注射后出现了 V-A 分离，Ⅲ 导联中可见 P 波与 QRS 波分离（黑箭头）。连接心房起搏线的 V$_1$ 和 V$_2$ 导联可描记心房电活动（红箭头）。通过 V-A 分离可明确室性心动过速的诊断

第 5 章
听诊发现有早搏的 4 月龄婴儿

4-month-old with extrasystoles on auscultation at pediatrician's office

何 岚 **译** 储 晨 **校**

一、病例介绍

"我今天在办公室给一名 4 月龄的健康男婴进行检查，他的生长发育良好，似乎没有任何临床问题，但当我听诊心脏时，我听到一些额外的心跳或节律的变化，似乎不太正常。我想我应该把他送到你那里进一步检查。我是不是应该先预约一个事件监测仪或其他检查？"

二、我在想什么

对这个婴儿的第一感觉是没有表现出任何临床问题，这是一个好的征象。听到额外的心跳是最可能提示为房性早搏或室性早搏的良性发现（表 5-1）。有时，额外的节律可能与心律的变化没有任何关系，可能只是听到的额外声音。安排合适的检查很重要，但对于这么小的婴儿，获得遗传性疾病的家族史同样重要。

表 5-1 鉴别诊断

可能性	病 因
很可能	房性早搏，下传的或阻滞的
可能	• 室性早搏 • 室上性心动过速的单次折返性搏动，"回波搏动"
罕见	• 心脏横纹肌瘤（结节性硬化症） • 心脏纤维瘤 • 二尖瓣喀喇音

三、病史和体格检查

婴儿的病史可以给任何检查者提供在检查时发现的早搏的潜在病因。家族史是儿科医生评估病情的重要部分，尤其是在儿科心脏病学和电生理学领域。了解儿科患者的家族史有助于更好地了解疾病的潜在因素。通常建议进行全面的家族史询问，包括遗传谱系。由于遗传性疾病可能未被诊断或未被家庭成员告知，因此针对症状提出问题可能会有所帮助。例如，获取结节性硬化症的病史可能不仅要关注家族史中是否有同样诊断患者的存在，还需要关注是否有人存在癫痫史。在询问猝死家族史时，详细阐述包括不明原因溺水、不明原因车祸或运动时死亡等不同形式的事件是有帮助的。提问的艺术是一项必须根据临床场景练习的技能，就可能导致猝死的严重情况提出问题可能会引起父母不必要的担忧。因此，建议应该针对相应的回答提出合理的问题。了解情境、患者和家人，意味着被引导到诊断和被误导之间的差别。

心脏听诊可以直接发现心跳节律变化。延长听诊的时间并计数额外心跳的数目可能有助于确定频率。听诊其他心音，如心脏杂音，有助于提示可能存在的先天性心脏病。此外，如果在每个心动周期（收缩期 + 舒张期）都能听到额外的心跳，这表明可能与解剖病变有关。与心律失常相关的变化通常伴随节律的暂停，且不会在每个心动周期中发生。其他疾病的皮肤红斑应该要进行体格检查（如灰叶斑）。

四、诊断检查

如前所述，标准心电图是最好的初始检查。如果从病史和（或）体格检查中发现结构性心脏病的可能性，超声心动图可用来诊断。在这样的临床场景中，医生一般会申请一个事件监测仪作为合适的检查。结果取决于心律失常的频率和患者的症状。不同类型的门诊监护设备可被用于记录患者的心律失常，并可以对这些设备进行回顾。

1. Holter 监测仪

Holter 监测仪是一种连续监测设备，意思是设定好程序的监测仪，与患者接触并记录患者的节律。大多数 Holter 监测仪都带有多条导线以提供多通道记录，并且可以记录 24～48h。大多数 Holter 监测仪都配备了一个按钮，用于标记患者出现症状了，但是，该按钮对记录没有影响。对于经常有短暂心律问题的患者，无论有无症状，Holter 监测仪都可能是最佳选择。当完成后，监测仪被返还以评估所有记录的节律并提供报告。

2. 事件监测仪

事件监测仪是一种在连续循环上记录并存储节律的设备，当患者感觉到症状时可按下按钮记录。对于留在皮肤表面的事件监测仪，可以对按下按钮之前和按下按钮之后的总时间进行程控（如记录前 2s，记录后 6s）以帮助标记心律失常的发作。其他不留在皮肤表面的事件监测仪，在患者感觉到症状时，可以将其放置在皮肤上。在感觉到心律失常后持续数秒到数分钟的情况下，这些可能会有所帮助，因为患者有时间获得监测仪，将监测仪连接到皮肤上，然后按下记录按钮。在上述情况下不能记录到心律失常的发作；但是，不用佩戴监测仪的便利可能是一个益处。这些监测仪通常 30 天管理一次。一旦获得记录，有些监测仪可以通过电话线或互联网连接到监控中心。

3. 中期监测仪

近年来，有许多技术进步使得设备小型化，而且皮肤黏附技术的进步使更长的监测时间成为

可能。这些设备不显眼，但通常将多导联记录替换为单导联记录。有些可能会连接到监控中心，而有些则必须在完成记录后发送数据以进行分析。通常，这些设备可以充当事件监测仪和 Holter 监测仪，提供针对症状的记录及长期记录。监测可以持续 2 周到 30 天，但通常取决于设备黏附在皮肤上的时间。

4. 植入式循环记录仪

植入式循环记录仪是通过外科手术植入皮下的设备，可在连续环路下记录长达 3 年。最近，已将该设备缩小到大回形针般大小，厚度只有几毫米，可以在几分钟内植入。该设备可以被编程为监测任何显著的心律失常，如果检测到，无论患者症状如何，都会记录下来。设备还为患者提供了一个激活器，将其放置在记录仪植入的位置上，在出现症状时可以激活记录。这些设备可以使用指定的计算机系统由患者自己或家人进行查询。虽然价格昂贵，但这些设备可能对那些不经常出现症状但有发生严重或危及生命的心律失常潜在风险的患者有所帮助。

五、治疗计划

婴儿早搏最常见的是房性早搏，这通常可以通过心电图来诊断。房性早搏可以通过房室结传导或不传导（阻滞）（图 1-2 和图 2-2）。那些下传的可能会发生心室内差异传导，可能很像室性早搏。如前所述，房性早搏的婴儿预后良好，并且随着时间的推移会自行消退。室性早搏应当被监测，但通常也可自行消退。如果搏动反映的是单次折返搏动，持续监测通常会显示室上性心动过速的短暂发作。

心脏肿瘤等疾病确实需要定期监测，并且应该有儿科心脏病专家的参与。在结节性硬化症中，横纹肌瘤通常会随着时间的推移而缩小，并且不需要任何手术干预。横纹肌瘤主要位于心室内，应监测室性心律失常的发生发展。手术干预仅用于那些影响了心脏瓣膜功能、血流动力学状况或顽固性心律失常的情况。纤维瘤的大小通常不会缩小，并且通常需要手术干预。

第 6 章
经药物治疗后仍反复发作室上性心动过速的 9 月龄婴儿

9-month-old with recurrent episodes of supraventricular tachycardia despite medical therapy

何　岚 **译**　储　晨 **校**

一、病例介绍

"我打电话给您是关于一名您随访的 9 月龄的婴儿，她患有室上性心动过速。今天她父母注意到她的心率加快就送到我们急诊来了。她的心率稳定在 220 次 / 分，妈妈说他们约在 2h 前第一次注意到这个情况。我们为她的面部和前额冰敷了几次，能减慢心率，但没能转律。然后，当我们给予静脉注射药物后，心动过速停止了。现在，她看起来很好，心率为 120 次 / 分。她正在服用普萘洛尔，妈妈说她一直以这个剂量在服用。我想让她回家，但想知道您有什么建议我做的吗？"

二、我在想什么

听到心动过速终止后，我松了一口气，但现在我要确保防止它再次发作。在这些情况下，我大概知道这个孩子是谁，我正在处理哪种类型的心动过速了。考虑到年龄和心率，我可能正在处理旁路介导的折返性室上性心动过速（表 6-1）。听起来我一直在用 β 受体拮抗药治疗，但这个年龄的婴儿有一个问题就是会在短时间内长大。我应该考虑剂量，以及它是否仍然适合婴儿的体格。静息时的心率假设为 120 次 / 分，我们可能还有一些增加剂量的空间。如果没有，也许我们该尝

试加另一种药物或完全换掉。最终，我们会做出选择。一旦我调整了药物，可能就需要让家属回来并围绕监测和迷走神经刺激重新进行讨论。

表 6-1　鉴别诊断

可能性	病因
很可能	• 室上性心动过速 　- 旁路介导的，折返性
可能	• 室上性心动过速 　- 房室结折返性 　- 异位性房性心动过速
罕见	• 多源性房性心动过速 • 室性心动过速 • 室上性心动过速的第二种形式 • 药物过量的致心律失常效应

三、病史和体格检查

发生心动过速复发的婴儿应首先评估其当前的治疗方案。室上性心动过速（supraventricular tachycardia，SVT）患者的一次发作不会引起恐慌，也不需要立即改变治疗方案。对于那些正在服药的人来说，清楚地了解药物类型和"目标"剂量对于理解接下来的步骤至关重要。目标剂量是指达到的每千克体重或每平方米体表面积的剂量。随着婴儿的快速生长，该剂量经常不够量，从而

干扰药物的合适稳态。还应评估是否有漏服药物或剂量变化。由于提供给婴儿的药物是溶液或混悬液，因此药物浓度和所用药品的变化都可能导致剂量变化，因为父母通常更了解药物的用量（ml）而不是剂量（mg）。最后，应与父母一起寻找药物的耐受性。如果父母觉得他们的孩子不耐受药物或给药存在困难（包括费用），他们放弃用药的情况并不少见。

当婴儿出现心动过速，体格检查应重点关注血流动力学是否稳定，以确定是否需要立即采取行动。体温、呼吸频率、血氧饱和度、脉搏、肝肿大和毛细血管再充盈是评估心律失常继发心肌病可能性的一些迹象。

婴儿反复发作的 SVT 可能会给父母带来极大的焦虑和不便。一般来说，婴儿会在出现某种形式的临床症状后（通常包括焦虑和匆忙就医）被初次诊断出 SVT。通常接下来就是开始药物治疗和用不可供家庭使用的设备进行监测。最后，在婴儿恢复到某种程度的正常状态后，父母很快就被教育知晓按严格时间表服用这些药物的重要

性，被要求在设备有限的情况下监测任何复发情况，并去心脏科医生处随访。父母可能将复发视为治疗失败、病情恶化或预后恶化——所有这些都是不正确的。

四、诊断检查

标准心电图是评估心律的最佳检查，对心动过速复发的婴儿特别有用。据推测，婴儿先前的心动过速已记录在心电图上，可用于比较（图6-1）。如果心律失常发生变化或出现另一种形式的心动过速，心电图中的细微变化可能会提示受过训练的电生理专家。任何试图改变或终止心动过速的尝试都应记录在心电图纸上，最好使用多导联作为标准心电图。记录 SVT 对迷走神经活动或腺苷等药物治疗的反应可以提供有关心律失常类型及其对治疗的可能反应的重要线索。

超声心动图可用于担心出现了心功能下降的婴儿。其他实验室检查，如血气分析、电解质或血药浓度（如地高辛、氟卡尼），取决于婴儿的临床表现和既往病史上使用的药物。

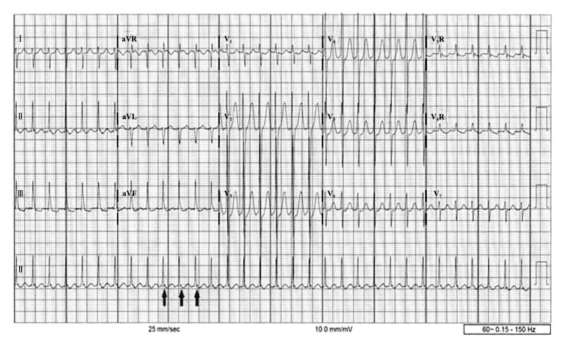

▲ 图 6-1　室上性心动过速

心电图显示窄 QRS 波心动过速，符合室上性心动过速。在 QRS 波末端可见逆行 P 波（红箭），提示为旁路介导的房室折返性心动过速

五、治疗计划

应在短时间内采取措施终止和控制心动过速。关于迷走神经动作，正如术语中所指出的，迷走神经动作是指那些激活迷走神经的副交感活性，导致心率和房室结传导降低的动作。这些操作有助于终止折返性心动过速（图 6-2）。

在婴儿或儿童中最常用但通常不易操作的动作是在面部使用冰块冰敷。这个动作旨在触发"潜水反射"。当冷水打在脸上时，迷走神经对心脏的反射作用就会引起心动过缓。为了很好地执行此项操作，人们必须使用一个可重复密封的塑料袋，这个塑料袋大到足以覆盖整个面部，在袋中装有冰水混合物以形成雪泥。应将袋子快速敷在患者的整个面部（想象正潜入水池中），并持续一段不舒适的时间，通常为 10～15s。强烈建议给予年龄较大的孩子或父母适当的警告，因为该动作在视觉上会引起焦虑，并可能被误认为是窒息。这并不意味着可以像用湿布擦额头那样"冷却"患者。婴儿在冰敷面部动作后无疑会大声哭泣，这也可能导致迷走神经反应。

婴儿的其他动作还包括在支撑头部的同时将婴儿倒挂或使用直肠温度计进行直肠刺激。对于年龄较大的儿童，用力吹拇指、堵住的吸管或注射器，或者做 Valsalva 动作都可能是有效的。改良的动作，如通过立即将姿势从坐位变为头低足高位，可能会增加静脉回流。做倒立（在帮助下）或翻筋斗也被证明是有效的。屏住呼吸喝冰凉的饮料可能会终止心律失常，因为食管就位于左心房的后方。单侧颈动脉按摩也可能对年龄较大的儿童有所帮助，但应施加一定的压力以获得效果。旧的教科书可能会建议对眼部施加压力。这种操作可能会对眼睛造成伤害，应该避免。这些操作都可以在家中实施。

在短期内，建议咨询婴儿的医疗团队。所有反复发作心动过速的婴儿都应由儿科心脏病医师进行评估，最好是电生理医师。可以对药物剂量进行细微调整以帮助防止复发，这种复发通常是由于婴儿的成长。在某些情况下，可能需要更换

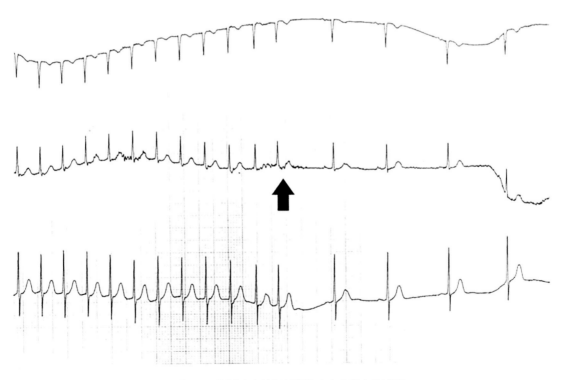

▲ 图 6-2　通过迷走神经刺激终止室上性心动过速
记录条显示室上性心动过速，通过使用迷走神经刺激动作终止（箭）

药物，特别是如果以前的药物已达到剂量上限。这些可能需要住院监测，因为抗心律失常药物可能会致心律失常。在极少数情况下，以前使用的药物可能由于剂量不当和致心律失常作用而导致出现心律失常。在这种情况下，应立即终止给药，并监测药物浓度、电解质水平并给予适当的拮抗药。

一旦婴儿稳定下来，就要把注意力转向父母。反复发作的心动过速是教育父母的又一次机会。鉴于引起的焦虑，了解婴儿心动过速通常会在12—15月龄时自行消退是有益的。应回顾一下药物及如何给药。确定哪种形式的监护最适合父母。家庭监控的范围可以从连接到父母智能手机的可穿戴设备到喂奶后用耳朵听胸部。最后，强调与他们的儿科医生和辅助儿科心脏病专家进行定期随访。

第二篇 儿 童
Child

第 7 章
因"昏倒"和"面色发青"到急诊就诊的 2 岁儿童

2-year-old presents to ER with an episode of "passing out" and "turning blue"

何 岚 **译** 储 晨 **校**

一、病例介绍

"你好，很抱歉打扰你，但我想知道我是否可以就急诊看到的一个病例来咨询你？我这里有一名 2 岁儿童和他的父母一起来看病，因为他在家中昏倒了。他本来很健康，在家里跑来跑去追他的哥哥时，绊倒在地毯上，他的头撞到了咖啡桌上。父母在另一个房间里，听到砰的一声巨响和之后的一声大哭。他们跑进屋里时，发现他张大了嘴却发不出声音，好像他想哭却发不出声似的。他面色发青，然后就昏倒了。据他父母说，他面色发青和晕厥持续 1～2min。然后他醒了，根据他妈妈的说法，他除了有点累外似乎还好。他的前额有大面积的擦伤，所以我将他送到急诊室进行计算机断层扫描（computer tomography，CT）。他又开心又顽皮，但晕厥和面色发青让我很担心。我应该做超声心动图？还是让他们在急诊室见你？还是怎么做？"

二、我在想什么

如果您曾经看到一个孩子失去知觉，那可能是一个相当大的场景。在绝大多数情况下，儿童晕厥发作可能是良性事件，有一些关键点可以区分良性情况和可能危及生命的情况（表 7-1）。听到儿童撞到他们的头，然后发现他们面色发青在地板上，任何父母都会感到不安，感觉它会永远持续下去，并且通常会导致紧急医疗跟进。当父母刚刚经历了这种疯狂的情况时，试图辨别发生了什么可能很困难。但这时精明的临床医生可以通过非常有条理的病史采集来专注于收集所有的事件过程。当父母开始跳过一些过程或高估了时间过程时，我经常不得不重新引导他们。对现病史采集用耐心和有条理的方法可以省去很多担忧。如果恰好目睹一个儿童在昏倒前屏住呼吸，几乎可以马上做出诊断。

表 7-1　鉴别诊断	
可能性	**病 因**
很可能	• 屏气发作 • 癫痫
可能	• 神经心源性晕厥 • 代理型 Munchausen 综合征
罕见	• 肥厚型心肌病 • 儿茶酚胺敏感性多形性室性心动过速 • 致心律失常性右（左）心室发育不良 • 长 QT 间期综合征 • Brugada 综合征

三、病史和体格检查

对于所有晕厥病例，尤其是年幼的儿科患者，全面、详细和细致的病史是最重要的。在许多方面，它可以与犯罪现场调查相比较，即从所有目击者那里收集详细信息，以拼凑出有关事件的重演。这些选择的细节可以帮助指导临床医生进行进一步的检查或识别良性疾病。鉴于这种病史记录的重要性，必须为这种评估花费（并分配）合适的时间。评估的一部分通常涉及反复提问以获得明确的答案，因为患者和家长通常会说一些主要事件，跳过有助于鉴别诊断的很多细节。

首先，了解事件发生的环境可能会有所帮助。这是一个特殊的日子还是一个特殊的事件（如体育锻炼、比赛日等）？每个人都在哪里，谁目击了这一事件？活动期间的环境气候如何（室外炎热的天气还是室内）？患者在事件发生前的总体感觉是什么：既往病史？当天和前几天是否有适当的营养和水分补充？整体健康情况？与开始描述的临床情况一样，事件发生前是否有受伤、哭泣和（或）屏气？通过设置环境场景，我们可以更好地了解可能导致事件发生的原因。

其次，转向事件本身。在事件发生前几秒钟到几分钟，患者的感觉如何？根据目击者的说法，他们做出了什么反应？有心律失常的患者，经常会描述在发作前有异常表现；对于运动员来说尤其如此（如反向射击、往相反的方向跑、站在尴尬的位置）。患者是如何倒下的：他们是否能够伸出双手"抓住"防止跌倒，还是倒下时什么也没做所以导致受伤了？患者对跌倒有什么回忆：异常心跳、视物改变或恶心等前兆？许多与心律失常相关的晕厥患者对此事件没有回忆，而那些经历迷走神经性晕厥的患者通常会出现头晕、眩晕和（或）视物模糊的症状，而不会提及异常的心跳。有趣的是，许多患者还自诉恶心，有时会描述在事件发生前自己全身发烫（有时是发冷）。患者晕厥的持续时间通常是错误的，因为事件通常感觉比实际时间长。让观察者在注意时钟的同时在他们的脑海中回忆事件可能会有所帮助。"重温"事件可以帮助获得更准确的持续时间，尤其是之前认为的几秒到几分钟的时间。事件持续时间超过 5min 的描述应该引起关注。一般来说，对于一些紧张的父母来说，时间会变长，持续几秒钟的短暂事件可能会让人感觉很长。也就是说，大多数良性晕厥患者的父母认为事件时间很长，但实际上并不超过 5min。

患者失去知觉后，目击者的关键问题包括：患者是否有呼吸？患者看起来如何（即苍白、灰白、发青、大汗）？有没有脉搏？有没有四肢颤抖或眼睛偏斜？有没有尿失禁？是否使用了复苏措施，包括使用自动体外除颤器？如果是这样，是否可以从除颤器中获得信息？

询问患者如何恢复意识，以及他们当时的感受。经历过严重心律失常的患者可能不记得昏倒前发生的很多事情，经常醒来发现发生了一些事情，但他们感觉已经准备好恢复到昏倒前的活动了。那些患有迷走神经性晕厥的患者通常会在经历格斗－逃跑反应后感到身体疲劳或疲惫不堪。对患者跌倒后遭受的任何重大伤害都要进行讨论。能够在跌倒时抓住自己的患者通常四肢会有划痕和瘀伤。那些无法支撑而跌倒的心律失常患者可能会导致严重的面部损伤，如鼻梁骨折、牙齿碎裂和（或）血肿。

再其次，病史应该要追踪到家族史。询问有无发生任何不明原因死亡的家庭成员，例如，不明原因的车祸或溺水。询问有关家庭成员无法解释的癫痫发作或运动中死亡的问题——无论是在训练中还是在进行体育活动时。询问 50 岁之前因心脏病发作而死亡的人，这实际上可能是心律失常死亡的征兆。问题还应涉及可能的心脏停搏，通常在特定情况下表现为晕厥。例如，询问家庭成员有无因噪声（长 QT 间期综合征）或兴奋（如过山车）或受到惊吓／惊讶（儿茶酚胺敏感性多形性室性心动过速）昏倒的情况。最后，使用医学和口语术语询问家族史。例如，当询问肥厚型心肌病家族史时，要询问家族中是否有人被诊断出心脏肥厚或扩大。有时对疾病的描述会引发其他家庭成员的记忆或评论，这可能有助于探索。

最后，建议花点时间询问一些社会因素，以确定父母和（或）患者在家的舒适程度。是否有任何不寻常的压力影响家庭？家里有新成员吗？绝不应错过识别虐待儿童或配偶的机会。

在对儿童进行体格检查时，评估是否有任何提示有心脏病的迹象，如静息时发绀、心脏杂音或心律异常。在屏气发作的情况下，体检通常是正常的。如果在鉴别诊断中认为可能是癫痫发作，则应评估儿童的神经系统状态和神经系统疾病的特征。还应在体检中评估有无被虐待迹象。如果有任何虐待证据，请咨询儿童虐待专家、社会服务和（或）儿童保护服务部门，以确保儿童安全，直到可以对家庭情况进行更深入的评估。虽然这些措施可能很耗时，但它们可以挽救生命，并真正地改变生活。

四、诊断检查

如果病史高度提示屏气发作，则无须进行额外的检查。如果从病史上担心是心律失常综合征，心电图是接下来需要做的。这也涉及评估直系亲属的心电图。任何提示解剖性心脏病的体格检查都应通过超声心动图进行评估。如果癫痫发作的可能性很大，通常下一步是咨询神经科医生，并可能进行脑成像，如计算机断层扫描或磁共振成像（magnetic resonance imaging，MRI），以及脑电图（electvoencephalogram，EEG）检查。在怀疑虐待的情况下，应在儿童虐待专家的指导下进行进一步检查。

五、治疗计划

结合所表现的临床症状，这个儿童的情况符合屏气发作。应该告诉父母屏气发作是一种非常令人焦虑但通常是良性的情况。屏气发作没有特别的医学治疗方法，大多数患者在 5 岁时就会痊愈。照护重点主要集中在对父母的教育和通过请父母在伤害即将到来并导致屏气发作之前，将儿童放在地板上作为预防措施来避免儿童受伤。

如果根据全面的病史采集和体格检查结果对可能的心脏病因存在疑虑，强烈建议咨询儿科心脏病专家 / 电生理专家。这通常涉及对所有直系亲属的评估和进一步的家族史，因为这类疾病通常是遗传的。

第8章
静息心率慢的3岁儿童

3-year-old is noted by pediatrician to have a low resting heart rate

赵 璐 **译** 储 晨 **校**

一、病例介绍

"你好，感谢接听我电话。今天我诊室里有一名3岁男孩，我正给他做常规体检。自从他出生以来就一直在我门诊随访，既往没有任何器质性问题。他的父母也很好，会定期来做随访。他的生长发育正常，预防接种也是按时完成的。但今天我在听诊的时候，发现他的心率似乎有些慢。我不知道为什么会这样。他的父母说，他是一名活泼的3岁儿童，活动量很大。他们没有发现任何异常——但这个心率让我担心。当我计数的时候，发现他的静息心率是70次/分。我们这里有一台血压计，他的血压对于这个年龄来说是正常的，但血压计显示他的心率是65次/分！你觉得这是为什么？我是否需要把他转诊给你进一步评估？我是不是遗失了什么信息？"

二、我在想什么

儿童的心率可能会有很大的差异。现在，我们有一名幼儿，他没有任何症状，活动量正常，生长发育良好，而且没有真正令人担忧的问题，但是发现他的心率低于正常同龄人（表8-1）。在这里，我的建议是"相信你的直觉"。因为，在大多数情况下你的"直觉"是正确的。患者的临床状态应该始终是任何关于节律问题的指导原则，这个幼儿状态很好，这一事实不应该让我们对幼儿心率减慢感到担忧。没有症状是关键。我们可以进行一些评估，但总体而言，不需要令人特别担忧。

表8-1 鉴别诊断

可能性	病 因
最可能	• 窦性心动过缓 • 正常窦性心律
可能	• 房性早搏未下传

罕见	• 先天性二度或三度房室传导阻滞
	• 获得性二度或三度房室传导阻滞
	  – 莱姆病
	  – 心肌炎
	• 进行性的心脏传导疾病（Lenégre病）

三、病史和体格检查

与所有的潜在心律失常一样，首先要确定患者的症状。在心动过缓的情况下，最担心的是这个心率对于保证心输出量是不够的。少数病例中，患者可能会出现头晕、活动乏力和（或）晕厥。大多数情况下，患者是无临床症状的，但是任何提示心输出量减低的迹象都值得进一步关注。既往有病毒感染史或2周内有接触史的患者，如合并已确定的传导性疾病，可能提示有罕见的心肌炎。应获得有无蜱虫疾病（如莱姆病）流行地区的旅居史。最后，家族史中还应询问家族成员中是否有因传导问题装起搏器的患者。

体格检查结果除心率外可完全正常。在听诊心率的基础上，节律的评估是一项非常重要的鉴别特征。与持续性的窦性心动过缓相比，正常的窦性心律有明显的心率变异（图8-1）。吸气时心率增快，呼气时心率减慢。观察活动对心率的影响有助于判断。要求儿童活动后再进行心率听诊，如果心率增快与运动相匹配，那么这个结果是令人安心的。

四、诊断检查

首先进行的检查是心电图，可明确诊断心脏节律。大多数的儿童病例，最常见的心脏节律是窦性心动过缓（图8-2）。尽管本章节并不打算对儿童心电图进行完整的解释，但提供了基本介绍。

与大多数需要解释的检查一样，有一个可重复解读的模式通常会有所帮助，这样就不会错过任何关键步骤。这里我们分享一下实用的心电图解读方法。但并没有"唯一"或"正确"的方法，而是对解读者来说最好的方法。

在技术方面：确保心电图患者的信息正确，并在心电图底部标明走纸速度（标准：25mm/s）；在适当的走纸速度下，每一小格为40ms，每一大格（5小格）为0.2s，心电图的记录总时间为6s。核实心电图底部或心电图条带末端描记的电压值（标准电压为10mm/mV，双倍电压值为20mm/mV，半标准电压值为5mm/mV）。

接下来，从记录的波形及节段开始解读。波形应包括P波、QRS波群和T波，节段（亦称间期）包括PR间期、QT间期和ST段（图8-3）。每个波形的频率、振幅（电压），宽度（时限）和向量（电轴）都应测量。每个节段，都应确定宽度（时限）和较基线水平有无抬高或压低。

用这种模式解读心电图是按照心脏传导的方法。从P波的开始确定心房收缩频率。P波增高表明右心房增大，而P波增宽表明左心房增大。确认P波的向量与源自窦房结的向量一致（Ⅰ、Ⅱ、aVF导联P波直立）。异常P波表明心房激动源于窦房结以外的病灶区域。这种所谓的异位心房节律，除非特别快或特别慢，否则在儿童中是一种常见的正常变异。被称为游走性心房节律的不同形态的P波，在儿童中也是常见的正常变异。

接下来是PR间期，它是从P波的开始到Q波的开始进行测量（顾名思义，不是R波）。与年龄相适应的PR间期已经确定但一般不超过200ms。PR间期异常延长常提示房室结问题。PR

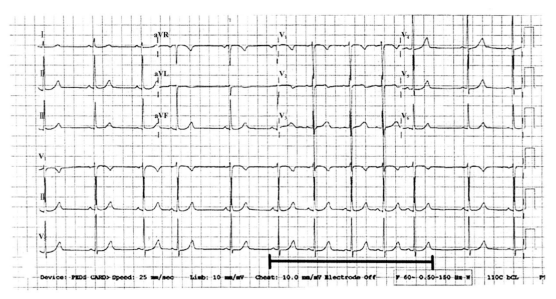

▲ 图8-1 正常窦性心律

心电图显示正常窦性心律，吸气时窦率增快（框线），呼气时窦率减慢。这是一种生理现象不是"心律失常"

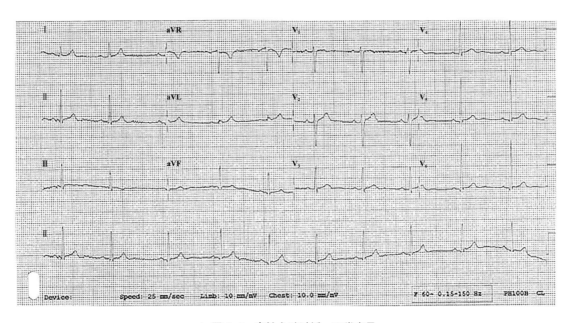

▲ 图 8-2　窦性心动过缓，正常变异

心电图显示窦性心动过缓，心率约为 60 次 / 分。这是一张大龄儿童的心电图，但是显示正常 P 波符合源自窦房结的节律

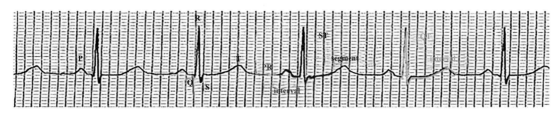

▲ 图 8-3　心电图的波形和间期 / 节段

波形包括 P 波、QRS 波和 T 波。测量的间期包括 PR 间期（蓝色）和 QT 间期（绿色）。注意 PR 间期的测量从 P 波的开始至 Q 波的开始。ST 段，属于 QT 间期的一部分，在病理状态下可较基线升高或压低（如缺血、炎症等）

段压低也可能是心肌炎的征象。

再者就是 QRS 波，它代表心室收缩频率，频率应当与 P 波相匹配。如果不一致，可能提示明显的节律改变和可能的电生理疾病。高幅 R 波可提示心室肥厚，R 波增宽可能代表室性早搏或心室内传导阻滞（如束支传导阻滞）。确定 QRS 波向量或电轴（正常通过房室结传导的 QRS 波在 I 和 aVF 导联直立）。

然后就是从 Q 波的开始到 T 波的结束——QT 间期的测量。鉴于儿童的心率较快，应通过 Bazett 公式对 QT 间期进行校正（称为 QTc），即 QTc = QT 间期（s）除以前一个 RR 间期（s）的平方根（图 8-4）。这可以将 QT 间期校正到 60 次 / 分的心率。QT 间期延长可发生在低钾血症

和低镁血症中，也可能是某些药物的结果，但通常提示一种少见的称为长 QT 间期综合征的疾病。

ST 段的异常可能提示心肌缺血；然而，所谓的非特异性 ST 段抬高在青少年中属于常见的正常表现。T 波的频率应当与 QRS 波频率相一致，因为 T 波代表心室肌 QRS 波去极化后的复极化。看似额外的 T 波，实际上可能是 P 波，就像在心房扑动或心房颤动中看到的那样。高尖的 T 波可能提示高钾血症。宽 T 波或有切迹的 T 波可见于一些形式的长 QT 间期综合征。最后，应评估 T 波的向量或电轴，应与 QRS 波相一致。侧壁心前区导联的 T 波倒置（V₄～V₆）提示左心室劳损，与高 R 波相结合，提示可能有心肌病。

小儿心电图的解读是一种技能，这种技能在

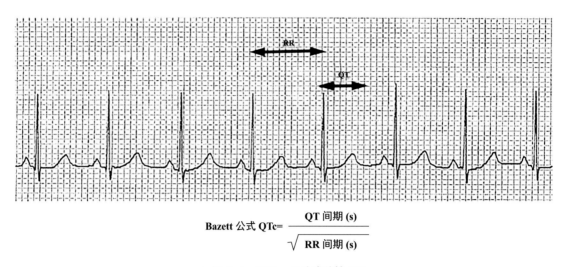

$$\text{Bazett 公式 QTc} = \frac{\text{QT 间期 (s)}}{\sqrt{\text{RR 间期 (s)}}}$$

▲ 图 8-4　用 Bazett 公式计算 QTc

校正 QT 间期的目的是校正心率至 60 次 / 分，因为心率可以影响 QT 间期。QT 间期（s）除以前一个 RR 间期（s）的平方根

不断解读中加强。有条理的解读方法是避免错误解读的关键。计算机的解读常常有误，任何疑问都应该由儿科心脏病专家或电生理专家进行正确评估。

五、治疗计划

儿科医生对儿童进行常规体检发现静息心率较低的情况，最可能的诊断是窦性心动过缓，除了继续观察外，不需要进一步处理。通过标准心电图可以明确诊断。心电图上发现的异常提示更直接的反应，通常与症状相关。强烈建议咨询儿科心脏科医生。有心脏传导阻滞的情况下，应立即开始治疗可逆性疾病（莱姆病、心肌炎），同时使用临时起搏技术维持心输出量。就像所有与心律有关的问题一样，治疗的是患者，而不是心电图。

第9章
反复发作室上性心动过速的7岁儿童

7-year-old presents to ER with recurrent SVT

赵璐 **译** 储晨 **校**

一、病例介绍

"很抱歉打扰你，我这里是布兰克地区医院急诊，距离你们医院大约90英里（144 841m）。我们接诊了一名7岁的女孩，既往有室上性心动过速（supraventricular tachycardia，SVT）病史，今天再次发作，心率为220次/分。我已经尝试让她对封闭的吸管吹气，通常情况下这对她有效，但这次却无法终止心动过速。我给她做了一张心电图现在传给你。我计划给她6mg腺苷，但是在我们准备静脉注射时心动过速终止了。我打电话给你的原因是，这已经是这名女孩第4次因SVT来急诊室了。她曾在第2次就诊后去看了当地的成人心脏专科医生，医生给她服用了钙通道阻滞药，但完全无效。据她的母亲说，她在学校几乎每天都会有发作，然后在护士办公室待大约30min后，这些发作就会自行停止。她们被告知，如果持续时间再长，就应该去就诊。她服用钙通道阻滞药的剂量是适合体重的，但她有比较明显的便秘问题。我想知道是应该尝试更换另一种药物还是让她来你这就诊？"

二、我在想什么

当我听到这个病例的时候，我经常想为什么我没有早点儿看到这个儿童？心率220次/分时可以通过迷走神经刺激终止，表明是一种房室结依赖的折返性心动过速。考虑到她的年龄，最可能是旁路介导的房室折返性心动过速（表9-1）。每天都有心动过速发作是不可接受的，尤其是在这个年龄段。我倾向于与患者家庭成员见面，并认真讨论选择射频消融或尝试不同的药物治疗。

表9-1 鉴别诊断

可能性	病 因
最可能	• 房室折返性心动过速（atrioventricular reentrant tachycardia，AVRT）、旁路介导 • 房室结折返性心动过速（atrioventricular nodal reentrant tachycardia，AVNRT）
可能	室性心动过速，流出道来源
罕见	异位性房性心动过速

三、病史和体格检查

对于反复发生心律失常的儿童或青少年，心律失常的病史有助于指导治疗和了解潜在机制。对于患有SVT的儿童来说，发病感觉很难描述，通常以他们富有想象力的方式表达出来。儿童可能会讲心脏"跑"或"蹦"得很快。由于表达心动过速的能力有限，有些人可能会说"心痛"，但不是真正的心绞痛。儿童通常对突然发作的心动过速非常敏感，但突然的终止则很少被察觉。他们往往很清楚何时在发生心动过速，何时不在。与心动过速相关的常见主诉有头昏眼花或头晕、气短，并伴随着心脏"跳出"胸腔的感觉。有些人则会表现出恶心，有时还会感到胸部不适，虽然真正的心源性胸痛并不常见。儿童很少会发生晕厥，如有晕厥可能需要对其他心律失常或遗传性心律失常综合征做进一步检查。家庭成员经常会说，儿童在发作期间看起来不太对劲，通常会表现出面色略苍白或"出神"。年龄小的儿童往往选择停止正在参与的活动，希望休息。年龄大的则会清楚地感觉到不对劲，并放下他们的装备，寻求休息。

集中注意经常会触发心动过速。最常见的是体育活动触发折返性心动过速。这可能是房室结传导和不应期改变或异位搏动增加的结果。通常，大龄儿会主诉在参加体育训练或运动的时候发现SVT。在这些情况下，我们通常会建议他们停止剧烈运动，并在场边尝试终止心动过速。只要心动过速终止，经过大约10min的休息，就可以继续参加活动。

对一些人来说，触发因素可能与饮食及咖啡因摄入相关，如汽水、咖啡或能量饮料。咖啡因可增加异位搏动的频率，如房性早搏和室性早搏。这些早搏可导致频繁的心动过速。了解潜在的触发因素可以帮助制订电生理检查和诱发心动过速（如使用β受体激动药异丙肾上腺素）。体格检查主要聚焦于发现相关的心脏结构问题，然而，这并不常见。

适合电生理学检查和消融的候选患者，有一些病史和身体检查方面的信息需要确认。询问有关出血性疾病或出血倾向的家族史是明智的（如血管性血友病、肝素诱导的血小板减少症），同样还有凝血障碍或凝血倾向的家族史（如凝血因子V Leiden突变）。大多数青少年是在全身麻醉下进行手术的，需要询问麻醉反应的家族史或个人史（包括恶性高热）。询问其他接受过心脏消融术或导管术的家庭成员情况，可以帮助评估他们对手术的理解。确定其他既往病史（如糖尿病或哮喘）也有助于制订计划。患者需要在术前禁食，糖尿病患者必须采取特别的护理措施，以适当控制血糖。在手术中经常使用的腺苷可以在一些哮喘患者中引起明显的支气管痉挛，麻醉医生应该在给药前保持警惕。由于全身麻醉需要气管插管，

因此最好提前了解牙齿松动或颈部畸形的情况。从查体的角度来看，重点应该了解清楚血管的穿刺位点及是否有梗阻，例如，既往有无股动脉插管或中心静脉置管的病史。此外，那些身体残疾的患者仰卧几个小时可能会有严重不适，或者可能有肌痉挛妨碍正确的体位。

四、诊断检查

对于准备行电生理学检查和消融的患者，以下几项检查可以提供关键信息。第一种是基础心电图检查，明确有无心室预激（图13-1和图13-2）。心动过速的心电图也很有帮助，因为某些征象可以提示折返机制和旁路位置。如果心电图或监护仪上可以抓到心动过速发作和终止的情况，这也非常有帮助。

超声心动图是评估心脏解剖结构和心脏功能所必需的。还需要特别注意血管的异常，如下腔静脉中断或回流入冠状静脉窦的左上腔静脉。房间交通的发现也可能影响手术中有关跨间隔入路和肝素化时机的决定。

如果因既往有血管置管病史而对血管通畅性有任何疑问，都应在手术前进行血管检查予以确认。对于可能妊娠的女性患者，考虑到透视下的辐射暴露，必须进行妊娠检查。

五、治疗计划

对于家庭来说，进行电生理学检查和导管消融可能是一个困难的决定。儿童和先天性电生理协会与心律协会共同颁布了关于儿童消融术适应证的全面且详细的指南。一般来说，体重≥15kg，年龄在7—8岁的患儿，如果反复出现心动过速，对药物治疗无效，导致心室功能受损，或者经常需要到急诊室就诊者，都被认为是安全有效消融术的适宜人群。

在讨论标准窄波形SVT患儿的治疗时，有几种建议可提供给家长。第一种，继续监测而不进行干预。这种建议主要是针对那些很少发生SVT（如每年发作1次），发作时间短，或者很容易就终止心动过速而不需就诊的患儿。第二种选择是

对那些 SVT 反复发作的患儿启动和调整药物治疗。一线药物包括地高辛、β 受体拮抗药、钙通道阻滞药及三者之间的各种组合。钠通道阻滞药和Ⅲ类抗心律失常药物被认为是二线用药。药物的风险包括潜在的不良反应，以及每天至少一次用药或多次用药的依从性需要。这样做的好处是，可以避免手术，在某些情况下，每天服用一次药物就可以避免 SVT 的发作。

最后，对于 SVT 反复发作且对药物无反应的患儿，或者希望对心动过速有一个更永久的解决方案的患儿，可以选择导管消融术。患儿被带到心导管室，在那里可以使用透视设备来引导导管进入心脏。现在的导管消融技术通过使用三维标测系统已经进入了低射线甚至零射线的时代，最大限度减少了患儿的辐射量。如前所述，大多数的儿童电生理检查和消融是在全身麻醉状态下或深度镇静状态下进行的。患儿需要在无菌状态下

进行准备和铺巾。

可在各种血管结构中获得通路，双侧股静脉最常用。亦可通过右侧颈内静脉和股动脉通路。使用改良的 Seldinger 穿刺技术，将不同大小的鞘管放置在穿刺位置，以便能够放置和交换导管，这些导管是长且有涂层的导线，在头端有电极，能够记录邻近心脏组织的局部电活动。电信号也可以通过导管发送，以激活邻近的心脏组织或使心脏"起搏"，引起心脏收缩。这些导管被放置在心脏的不同位置，以获得来自窦房结（高位右房导管）、房室结（His 导管）、心室（右心室导管）和二尖瓣环（冠状静脉窦导管）等结构的信号（图 9-1）。导管到位后，利用包括起搏在内的各种诊断技术进行电生理检查，以了解基线电信号系统和心律失常的诱发情况。根据激活的模式和其他诊断手段，可以推断出心律失常的机制（图 9-2 和图 9-3）。

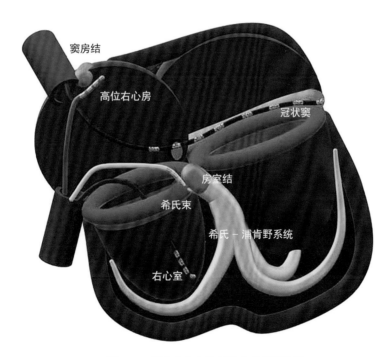

▲ 图 9-1 标准儿童电生理检查的导管位置

导管的放置依据心脏的传导系统。高位右心房导管（high right atrium catheter，HRA）（橙色导管）放置在窦房（sino-atrial，SA）结附近。窦房结位于上腔静脉和右心房交界处（金色）。希氏束（His bundle）导管（绿色）放置在心房和心室交界处（金色），反映了房室（atrioventricular，AV）结和希氏束的电活动。希氏束位于三尖瓣前侧，显示为位于心房波和心室波之间的特征性的尖峰电位。希氏 – 浦肯野系统（黄色）是将房室结去极化转变为快速心室激活的系统。通常，放置右心室（right ventricular，RV）（粉红色）导管用于激活心室电活动，并在需要时作为起搏部位。最后，冠状窦导管（coronary sinus catheter，CS）（蓝色）插入冠状窦，沿着二尖瓣环向后延伸，提供心脏左侧的激动信息。电生理专家通过放置这些导管来建立心脏的电激动顺序图

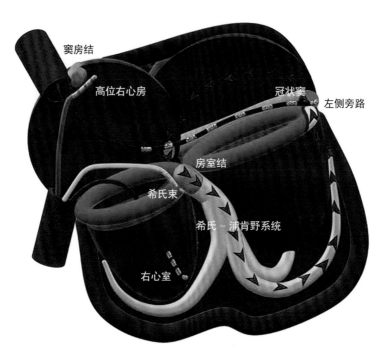

▲ 图 9-2　左侧旁路介导的心动过速示意

左侧旁路（accessory pathway，AP）沿二尖瓣环桥接左心房和左心室（黄底红边）。室上性心动过速的顺传环路：传导经房室结前传，通过希氏－浦肯野系统，再通过旁路逆传至左心房完成环路（箭头）。这种心律失常，心室激动后心房最早激动点为旁路的心房插入点。将消融能量输送到这个位置将消除路径传导，从而通过消除环路来终止心动过速

手术的下一步操作是描记心律失常的基质，并使用心脏消融来消除基质。利用各种技术，可将心律失常的基质标记到心脏的某个位置。旁路介导的心动过速，旁路的位置沿二尖瓣环或三尖瓣环标记。源于二尖瓣环的旁路，请儿科电生理专家选择通过穿间隔或动脉途径逆行进入左半心进行评估。使用单独的导管进行精准标测和输送能量以消融基质。目前儿科心脏消融有两种方式：冷冻消融和射频消融。使用承受特定能量的特殊导管，能量可以聚集到导管头端的分散消融区域，破坏那个区域的细胞从而消融基质。儿童典型 SVT 的消融成功率约为 95%。通过消融基质，心律失常无法再发生，患儿病情基本上被治愈，复发的风险很低。手术时间有很大差异，通常为 4～5h。患儿没有切口，没有缝合，手术当天就可以回家，1 周内可以完全恢复活动。

导管消融与其他手术一样，尽管风险很小但也有风险。因为是有创性操作，因此存在出血或感染的风险。穿刺部位的瘀青和血肿并不少见。其他侵入路径的并发症包括血管并发症，如血管或心脏破裂，但是非常罕见。导管放置部位，存在心律失常、血栓形成及心脏瓣膜或冠状动脉等周围结构受损的风险，但也非常罕见。儿童心脏消融的最大风险是房室结受损，这将导致需要起搏器植入，发生率约 1%。严重并发症，如辐射损伤、脑卒中、肺栓塞、心肌梗死或死亡远低于 1%。

儿童电生理检查和心脏消融是安全有效的。对所有的操作，开诚布公地讨论风险和益处对于家属和患儿的知情选择至关重要。虽然焦虑和恐惧很常见，但可以通过清晰的沟通和回答父母和患儿可能提出的问题来缓解。导管消融的结果可能会改变患儿的生活，因为它可以治愈他们反复发作的心律失常。

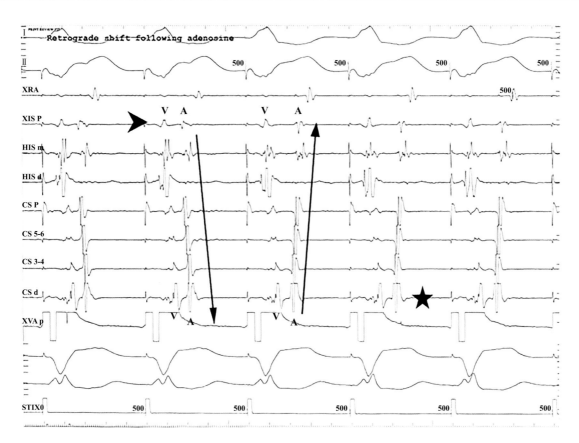

▲ 图 9-3　左侧旁路逆向传导腔内电图

左侧隐匿性旁路的电生理图。心室电图标记为 "V"，心房电图标记为 "A"。心室起搏每 500ms 发放一次，经房室结逆传，心房最早激动点在希氏束水平（箭头），然后是冠状窦（coronary sinus，CS）的近端（CS proximal，CSp）和远端（CS distal，CSd）。心室起搏过程中，注射腺苷可以阻断房室结传导，改变逆向传导模式，心房最早激动点位于左侧旁路（星）。在这里，CS 远端心房激动最早，CS 近端心房激动较晚

推荐阅读

［1］ Philip Saul J, Kanter RJ, Writing Committee, et al. PACES/HRS expert consensus statement on the use of catheter ablation in children and patients with congenital heart disease: developed in partnership with the Pediatric and Congenital Electrophysiology Society(PACES) and the Heart Rhythm Society (HRS). Endorsed by the governing bodies of PACES, HRS, the American Academy of Pediatrics (AAP), the American Heart Association (AHA), and the Association for European Pediatric and Congenital Cardiology (AEPC). Heart Rhythm. 2016;13(6):e251-e289. https://doi.org/10.1016/j.hrthm.2016.02.009.

第 10 章
表现为持续轻度心率增快的 6 岁儿童

6-year-old presents with mildly elevated heart rate that is persistent

谢丽萍 **译** 梁雪村 **校**

一、病例介绍

"您好，感谢您接听我的电话。这儿有一名 6 岁女孩，因右侧中耳炎就诊。她妈妈说她发热了一天，伴耳朵疼痛。我打电话的原因是，当她进入办公室时，她的心率是 150 次 / 分。当时她的体温是 39.5℃，所以我考虑心率增快可能与发热有关。我让她妈妈给她一剂对乙酰氨基酚，几小时后让患儿再回来检查心率时，体温正常，但心率仍然保持在 150 次 / 分。老实说，我不知道这个心率是怎么回事。除了耳朵疼，她没有其他症状，但她的心率让我很担心。我该怎么做呢？"

二、我在想什么

这位儿科医生努力检查异常现象而不是直接忽视它，给我留下了深刻的印象。虽然发热肯定会增加心率，但对于 6 岁的女孩来说，150 次 / 分的心率比预期的要高。儿科医生没有将心率增快视为体温升高导致的正常改变，而是在给予适当退热治疗后要求患儿返回进行随访，显示患儿心率仍然偏高。从这一点来说，我开始在患儿心动过速的鉴别诊断中考虑心律失常（表 10-1）。除了发热以外，窦性心动过速还可能由其他原因引起，但我首先想到的是通过心电图和长程心电监测来帮助确定心动过速的持续时间。此外，可以进行心脏功能评估以排除心动过速性心肌病。

表 10-1 心动过速的鉴别诊断	
可能性	病 因
很可能	• 异位性房性心动过速，多源性房性心动过速 • 持续性交界区反复性心动过速
可能	室性心动过速
罕见	• 心肌炎导致的心律失常 • 甲状腺功能亢进引起的窦性心动过速 • 嗜铬细胞瘤引起的窦性心动过速

三、病史和体格检查

对持续性心律失常患儿的评估应侧重于识别心律和血流动力学后果。在大多数情况下，患儿年龄小，无法确定心律失常开始或终止的时间。在患儿能更好地交流的情况下，使用通俗易懂的话讨论心律失常可能会有所帮助。儿科患者可以使用创造性的语言来描述心悸的感觉，包括"心脏扑通扑通"或"心脏飞速跳动"。有时儿童会将心悸的感觉描述为"疼痛"（如"我的心很痛"）。需要注意的是，儿童胸痛相对常见，不一定反映心律失常，但在鉴别时应加以考虑。

应向家庭成员和看护人询问有无其他症状。那些开始出现心动过速性心肌病症状的患儿可能会有运动耐量减低或无法跟上其他儿童的步伐。与以前的习惯相比，小睡增加可能是疲劳的表现。在严重的情况下，患儿可能有更明显的充血性心力衰竭表现，如肺水肿引起的呼吸窘迫、恶心和

（或）呕吐，以及生长发育迟缓。近期的疾病接触或呼吸道疾病可能是心肌炎的潜在线索。检查任何最近新使用的药物或补品。

呼吸频率增快、脉搏血氧饱和度降低、心率增快或血压降低这些生命体征的改变可能与心肌病有关。发热提示感染性病因（如心肌炎）。查体时，心脏听诊可能显示心率增快，也可能因存在异位搏动导致心律不齐。在严重的心肌病中，可能存在 S_3 或 S_4 奔马律，但 S_3 奔马律可能是儿童的正常表现。瓣膜反流（如二尖瓣反流）可引起心脏杂音。肝脾肿大和外周水肿也是充血性心力衰竭的表现。评估儿童的呼吸模式和有无提示肺水肿的啰音有助于完成临床评估。

四、诊断检查

评估心脏节律的第一个检查是心电图。如果心动过速持续或频繁发生，心电图和心律图可能能够捕捉到必要的信息。在间歇性发作的情况下，需要进行动态心电图（或其他动态）检查，但这种情况不太可能导致心肌病。还应考虑到进行超声心动图检查来评估心脏功能。如果发现心律失常，可能需要进行其他实验室检查，如检查电解质或甲状腺功能。其他实验室检查对排除罕见疾病可能是有益的，如嗜铬细胞瘤（尿儿茶酚胺可以诊断）。

五、治疗计划

首要的是保证患儿血流动力学稳定。这通常包括住院治疗心律失常导致的失代偿性心力衰竭。纠正电解质紊乱或使用利尿药可能在短期内有所帮助。正性肌力（改善收缩功能）和舒张（改善舒张功能）药物可用于心功能严重降低的患儿，但应注意，这些药物也可能导致心律失常。对于心功能严重受损的患儿，可能需要其他支持治疗，包括使用体外膜氧合进行心室辅助。血流动力学稳定后，重点应立即转向心律控制。

根据患儿年龄和可疑的病因，可进行电生理学检查和消融进行诊断和治疗，尤其对于持续性交界区反复性心动过速（图 10-1）。这是一种旁路介导的折返性心律失常，旁路最常位于三尖瓣

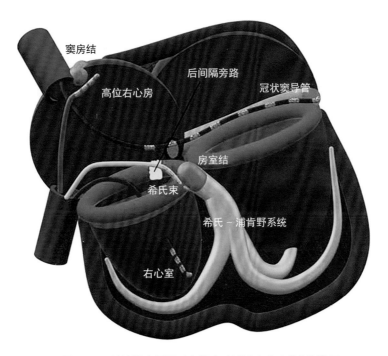

▲ 图 10-1　持续性交界区反复性心动过速中旁路的解剖位置

导致持续性交界区反复性心动过速（persistent junctional reciprocating tachycardia，PJRT）的旁路（accessory pathway，AP）的典型位置是沿三尖瓣的后间隔至后部。该通路（以黄色带红色边框描绘）具有类似于房室结的递减传导，可导致心动过速持续存在

环后间隔区。这种形式的旁路具有递减性传导特性，易导致持续性心律失常（图10-2）。消融旁路可消除心律失常发生的基质，根治心律失常，从而使患儿心室功能恢复。这已成为大多数患儿治疗的金标准，除非对消融的危害存在明显担忧，如非常小的儿童。抗心律失常药物治疗一般不首选，因为患儿通常需要使用强效抗心律失常药物，如钠通道阻滞药或钾通道阻滞药。

房性心动过速患儿更具挑战性，但通常易于通过消融来消除它们的基质。这些形式的心动过速归因于心房内的一组异位细胞，这些细胞产生相对窦性心律的自主节律。这种异位病灶可以通过消融最早的激动点来治疗，利用三维激动标测系统可以识别最早的激动点，即消融的目标。

多源性房性心动过速的异常起搏点的基质位于多个部位而可能不易消融，通常需要药物治疗。在有远程监护的住院患儿中进行电生理学研究时的药物挑战是应该使用哪种药物或如何进行药物方案的优化。鉴于心律失常具有自律性，通常选择具有钠通道或钾通道阻滞活性的药物。这些药物可能有不良反应和致心律失常作用，必须予以监测，尤其是年轻人。大多是在患儿住院期间由儿科心脏病专家或电生理学家给予初始治疗或重大药物调整。

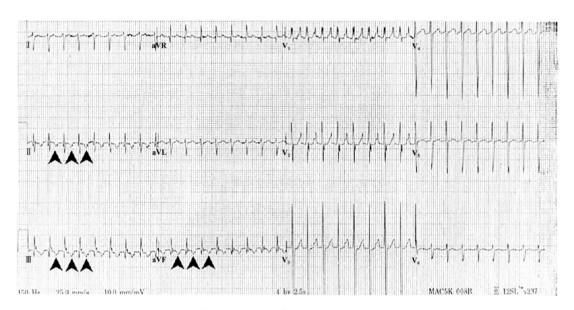

▲ 图10-2 持续性交界区反复性心动过速
一名表现为长RP心动过速的婴儿的心电图，P波（箭头）在Ⅱ、Ⅲ和aVF导联中呈负向，符合持续性交界区反复性心动过速。也与异位性房性心动过速进行了鉴别。患儿接受了后间隔旁路导管消融术，与持续性交界区反复性心动过速一致

第 11 章
为获得服用兴奋剂类药物的"心脏许可"的 8 岁多动症儿童

8-year-old presents with ADHD presents to cardiology office with ECG in hand for "cardiac clearance" to start stimulants

谢丽萍 译 梁雪村 校

一、病例介绍

"医生您好,这里是候诊室登记处。我这里有一位母亲,她带着她 8 岁的儿子,手里拿着心电图,说她需要先看完心电图,然后才能开治疗多动症的处方。你以前从未见过这个儿童,但这位母亲坚持要在今天读心电图,因为儿童下周就要开学了。她说除非心脏病专家许可,否则她的儿科医生不会给她开处方。我试图让她进行预约,但她一直坚持说她需要的只是有人帮忙读心电图,以明确她儿子能否服用兴奋剂类药物。这听起来像是你能做的吗?"

二、我在想什么

老实说,我和这位妈妈一样沮丧。由于多种原因,心电图筛查是一个有争议的话题。虽然看似简单,但提出的问题引发了许多复杂的问题。像许多检查一样,心电图(electrocardiogram,ECG)在回答这位母亲提出的这类问题时,有优势也有局限性。有时它可以给出一个具体的答案,但通常它可能会引发远远超出它原本问题的问题

(表 11-1)。因此,我们需要谨慎,不能掉以轻心。如果不了解心电图的内容和具体应用场景,它可能会提供虚假的保证,或者让医生陷入检查的深坑,看不到明确的结果。因此,使用一个经常被误用和滥用的格言:"临床相关性总是被建议的和必要的。"也就是说,具体应用场景是关键(详见下文)。

表 11-1 可导致无症状儿童发生心电图诊断心脏停搏的疾病

可能性	病因
很可能	预激综合征(又称 Wolff-Parkinson-White 综合征)
可能	• 长 QT 间期综合征 • 短 QT 间期综合征 • 肥厚型心肌病 • 扩张型心肌病 • 主动脉瓣狭窄
罕见	• Brugada 综合征 • 致心律失常性右心室心肌病 • 马方综合征
不可能 / 正常基线 ECG	• 异常冠状动脉 • 儿茶酚胺敏感性多形性室性心动过速 • 特发性心室颤动

三、病史和体格检查

在当前没有预约的情况下就没有机会进行详尽的病史和体格检查。然而，本节的目的是强调年轻人的心脏筛查及其涉及的评估类型。美国儿科学会有一项参与前的体格检查评估，在表格中心脏健康部分包括了有用的病史筛查问题。虽然这些问题故意设置得有些模糊，但对问题"是"的回答可能会引发更多问题和进一步评估。

你有没有在运动中或运动后晕厥或差点儿晕厥？

运动期间的晕厥与结构性和心律失常性心源性猝死均有关。关于晕厥时间、晕厥情况、应激反应等的进一步问题对于确定该患儿是否有可能致命的、与猝死有关的疾病至关重要。大多数结构性心脏病和遗传性心律失常综合征可表现为运动性晕厥，应始终非常认真地对待这一症状，并视其为未发生的猝死事件，直到证明它不是。

你是否在运动时感到过胸部不适、胸痛、紧绷或压力感？

这个问题的关键是在运动中。胸痛是年轻人和青少年的常见主诉，通常发生在休息时，并且可以在体检时重现。然而，当运动期间出现胸痛时，应将胸痛视为严重心脏病的症状，例如，冠状动脉缺血，在儿童中，可能是由冠状动脉起源或走行异常、肥厚型心肌病和扩张型心肌病等情况引起的。

运动时你的心脏是否会加速跳动、在胸前怦怦乱跳或漏跳（不规则的跳动）？

这个问题可用于试图识别运动可能导致的心律失常，如预激综合征、肥厚型心肌病（hypertrophic cardiomyopathy，HCM）、致心律失常性右心室发育不良（arrhythmogenic right ventricular dysplasia，ARVD）和儿茶酚胺敏感性多形性室性心动过速（catecholaminergic polymorphic ventricular tachycardia，CPVT）。这个问题对于 CPVT 尤为重要，因为儿茶酚胺水平的升高是 CPVT 心律失常的易感因素。此外，CPVT 患儿的心电图有时可能有室性早搏，但这些患儿的心电图（和体格检查）正常的情况并不少见。患儿可以通过运动负荷试

验诊断双向性室性心动过速（图 18-1）。

有没有医生告诉你有心脏问题？有没有医生要求过你做心脏检查？如心电图或超声心动图？

这些问题主要针对那些被诊断患有先天性或后天性心脏病的患儿，以及需要心脏病专家进一步评估其身体活动的患儿。对这些问题回答为"是"的患儿应由心脏病专家进行评估，并且可能确实需要进一步检查以评估是否适合进行体育运动。

在运动时，你是否比朋友更早感到头晕或气短？

这个问题试图确定运动负荷是否可以提示潜在的严重心脏病及运动时心脏的代偿能力。在有结构性心脏病的患儿中，这可能表现为比同龄人更快地感到头晕或气短。对于肥厚型心肌病或冠状动脉异常起源的患儿，这可能是心脏问题的第一个迹象。

你有过癫痫发作吗？

虽然癫痫发作肯定是神经系统疾病的一个问题，但在心脏健康史中提出应确定之前是否有心脏停搏，加重脑缺氧，进而导致癫痫发作的可能。这对于评估心律失常相关疾病（如长 QT 间期综合征、短 QT 间期综合征、Brugada 综合征、ARVD 和 CPVT）特别有帮助。在这些疾病中，由于知之甚少的原因，心律失常可能是非持续性和自行终止的。因此，患儿可能会反复"癫痫发作"，并可能被误诊为癫痫。其他可能表现为心脏停搏的心脏疾病也可能表现为癫痫样活动。对于有癫痫病史的患儿，应进一步完善神经系统检查，确定是否符合癫痫诊断或不能用癫痫解释。

然后，筛选问题转向家族史。对于遗传性心律失常综合征，家族史对于帮助确定进一步检查和诊断的必要性至关重要。在评估儿童的遗传综合征时，请花时间全面而详细地询问家族史。简而言之，它不仅可以挽救患儿的生命，也可以挽救其他家庭成员的生命。

是否有家庭成员或亲属在 35 岁之前死于心脏病，或者意外或无法解释的猝死（包括溺水或无法解释的车祸）？你家中是否有人在 35 岁之前安装了心脏起搏器或植入式除颤器？

这些问题试图通过使用 35 岁的年龄界限来梳

理出获得性心脏病或冠状动脉疾病的可能性。动脉粥样硬化引起的冠状动脉疾病在老年人中很常见，而在 35 岁以下相对少见。这并不是说冠状动脉疾病在 35 岁之前就不会出现，只是它不太常见。因此，相对年轻的人（＜ 35 岁）发生突然或无法解释的死亡应该充分考虑肥厚型心肌病、异常冠状动脉和离子通道病等疾病。应进一步调查不明原因或意外的猝死，以确定猝死发生时的情况和死者之前的健康状况。例如，上午 10 点在高速公路上与卡车相撞导致乘客死亡的车祸，与上午 10 点独自驾驶突然横穿车道并与对面行驶的车辆发生正面碰撞的车祸有很大不同，后者提示驾驶时发生心脏事件。有一个例子是一个知道如何游泳的人最终淹死在游泳池里。家族成员中有 35 岁以下需要安装起搏器或除颤器的，提示遗传性心律失常综合征。由于大多数遗传综合征以常染色体显性遗传方式遗传，因此确定患儿和其他可能受影响的家庭成员的关系对于调查也至关重要。在遗传咨询中，可创建家系图以评估家庭成员的风险和遗传模式。

你家中是否有人患有遗传性心脏病，如肥厚型心肌病、马方综合征、致心律失常性右心室心肌病、长 QT 间期综合征、短 QT 间期综合征、Brugada 综合征或儿茶酚胺敏感性多形性室性心动过速？

显然，这个问题试图在家庭成员中确定特定的诊断。在获取病史时使用这些术语和同义词非常重要。对于普通人来说，根据名称很难把这些疾病与心脏联系起来。因此，他们可能会回忆起家庭成员患有某种疾病，但不一定会认为这与心脏有关。此外，描述某些情况可以帮助患儿提供更好的病史，如将肥厚型心肌病描述为"增厚"的心脏。有时，了解进行了何种形式的检查可能有助于患儿揭示家庭成员的状况，这些状况可以引导病史采集人员走上正确的诊断之路。

关于体格检查，鼓励检查者利用全面体检来发现潜在的心脏病。虽然传统上侧重于听诊，但心脏病的其他表现可能在体检中被发现。可能导致主动脉夹层的马方综合征或其他结缔组织疾病具有协助诊断的特定体征。在修订的 Ghent

nosology（马方综合征诊断标准）中，结合家族史、主动脉扩张和晶状体脱位用于诊断马方综合征。胸前触诊发现心前区搏动极度活跃或扪及震颤，表明可能存在结构性心脏病。主动脉瓣狭窄和肥厚型心肌病的杂音是收缩期杂音。在听诊时使用诊断动作可以帮助区分，并且与心脏的前负荷和后负荷直接相关。让患儿从站立位变为蹲位会增加前负荷，主动脉瓣狭窄的杂音会增强，但肥厚型心肌病的杂音会减弱。恢复站立可减少前负荷增加肥厚型心肌病杂音的强度，同时减轻主动脉瓣狭窄的杂音。同样，Valsalva 动作也降低了前负荷，导致与站立时相同的杂音变化。

四、诊断检查

在开篇的场景中，患儿和母亲带着心电图来到办公室。在本节中，将简要讨论心电图筛查的争论。心电图筛查在儿科电生理学界是有争议的，引发了许多激烈的辩论和立场论文。如前几章所述，心电图是评估有症状患儿节律相关疾病的绝佳工具，它不是评估结构性心脏病的首选检查。但是易获得性和低成本使其用于最初的评估。根据定义，心电图筛查适用于无家族或个人心脏病史的无症状患儿。对于某些疾病，例如 Wolff-Parkinson-White 综合征，静息心电图是诊断性的，而对于其他疾病，如 CPVT，它几乎没有用处。关于单独使用心电图筛查或病史 / 体格检查预防猝死的概率的文章很多。关于将两者结合可以增加预测概率和可靠性几乎没有争论。

挑战不在个人层面，而在公共卫生层面。心电图筛查是确定年轻人猝死可能性的最佳方法吗？完成心电图筛查后，必须正确解释心电图，而这可能有点复杂。进一步的争论点包括谁需要做心电图检查？运动员？非运动员？学龄儿童？新生儿？是否应该复查？多久复查？心电图筛查是最具成本效益的方法吗？这对社会经济水平较低的地区有何影响？公共卫生资金能否更好地被用于影响公众的整体健康？这些问题引发了对该主题的激烈辩论。虽然专家之间的争论仍在继续，但缺乏共识导致了心电图筛查的本地化或区域化应用。

五、治疗计划

简单介绍一下"心脏许可"术语。许可意味着心脏病专家或电生理学家已经根据心脏评估确定患儿可以接受手术或开始药物治疗。更合适的定义是心脏病专家或电生理学家从心脏的角度评估了患儿，并认为此时手术或药物的益处超过了心血管风险。"许可"一词可能意味着消除风险，但事实并非如此。

心电图筛查在考虑使用兴奋剂药物治疗注意力缺陷障碍患儿中有着复杂而有争议的历史，我们将对其进行简要回顾。两名青少年与长期使用哌甲酯有关的不良事件包括急性心肌梗死和心脏停搏的初步病例报告引发了对兴奋剂使用和心血管影响的关注。美国食品药品管理局（Food and Drug Administration，FDA）的不良事件报告系统记录了 11 例在 1992 年 1 月至 2005 年 2 月间服用哌甲酯的患儿猝死的案例，促使该机构于 2005 年 8 月在苯丙胺混合盐上贴上了警告标签。2006 年 2 月，FDA 将其升级为黑框警告。2007 年，FDA 建议药品制造商制订患儿用药指南，并提醒他们药物存在心血管风险和有心脏病史患儿的猝死风险。2008 年，美国心脏协会建议心电图筛查，但很快被美国儿科学会反驳了。

没有争议的是兴奋剂药物的作用，会导致心率和血压的轻度增加，这在正常人群中是可以耐受的。令人担忧的是，在易感人群中，尤其是有潜在心脏疾病患儿中，药物引起的变化。迄今为止，还没有长期、对照研究评估有心血管疾病患儿和没有心血管疾病的患儿的心血管风险。这又回到了关于无症状心脏病的适当筛查方法，以及使用心电图来权衡风险和收益的讨论。

有五个事实是确定的，并得到普遍的共识：①已知有心脏病的患儿在开始使用兴奋剂和兴奋剂类药物之前应接受儿科心脏病专家的会诊和随访；②有相关病史或体格检查结果提示心脏病的患儿，在开始新的药物治疗或新的活动之前，应咨询儿科心脏病专家；③担心心律失常或心律失常性猝死的患儿应进行心电图检查；④根据所调查的可疑心源性猝死情况，静息心电图既可以是诊断性的也可以是非诊断性的；⑤心电图判读是一项必须培养的技能，绝不能仅靠当前的心电图机器来判读。

六、我在想什么（续）

鉴于上述信息，我会要求儿科医生不仅要查看心电图，还要按照上述要求进行病史采集和体格检查。我还会要求他们通过传真或其他方式将心电图发送给我进行核查。

如果我认为心电图完全正常，我会告诉儿科医生这是一个令人放心的心电图。只要母亲明白心电图可能是假阴性的（患儿有疾病但心电图看起来正常），就可以允许儿童服用多动症药物。

如果心电图显示异常或存在临界发现（非特异性或可疑的、没有明确指向某种疾病的发现，但是令人担忧的），则在允许应用多动症药物之前，患儿需要在儿科心脏病专家门诊就诊。最终是否开始用药可能需要心脏病专家、儿科医生和家人之间的复杂讨论，以确保风险和收益得到充分的权衡。

推荐阅读

[1] AAP.org. *Preparticipation physical evaluation (PPE)*; 2020. Available at: https://www.aap.org/en-us/advocacy-and-policy/aap-health-initiatives/Pages/PPE.aspx. Accessed November 16, 2020.

[2] American Academy of Pediatrics/American Heart Association. American Academy of Pediatrics/American Heart Association clarification of statement on cardiovascular evaluation and monitoring of children and adolescents with heart disease receiving medications for ADHD: May 16, 2008. *J Dev Behav Pediatr*. 2008;29(4):335. https://doi.org/10.1097/DBP.0b013e31318185dc14.

[3] Cooper WO, Habel LA, Sox CM, et al. ADHD drugs

and serious cardiovascular events in children and young adults. *N Engl J Med*. 2011;365(20):1896-1904. https://doi.org/10.1056/NEJMoa1110212.

[4] Shahani SA, Evans WN, Mayman GA, Thomas VC. Attention deficit hyperactivity disorder screening electrocardiograms: a community-based perspective. *Pediatr Cardiol*. 2014; 35(3):485-489. https://doi.org/10.1007/s00246-013-0810-5.

[5] Vetter VL, Elia J, Erickson C, et al. Cardiovascular monitoring of children and adolescents with heart disease receiving medications for attention deficit/hyperactivity disorder [corrected]: a scientific statement from the American Heart Association Council on Cardiovascular Disease in the Young Congenital Cardiac Defects Committee and the Council on Cardiovascular Nursing [published correction appears in Circulation. 2009 Aug 18;120(7):e55-9] *Circulation*. 2008;117(18):2407-2423. https://doi.org/10.1161/CIRCULATIONAHA.107.189473.

第 12 章
40 岁父亲最近去世的 11 岁儿童

11-year-old whose father recently died at the age of 40

张立凤 **译** 储 晨 **校**

一、病例介绍

"谢谢您接我的电话。我是当地的儿科医生，刚刚有一位母亲带着儿子来做评估。他是一名 11 岁的年轻人，我从他出生起就一直在随访，没有特殊病史。但是我打电话给你的主要原因是，他的母亲今天告诉我，他的父亲在 2 周前突然离世，年仅 40 岁。据母亲说，这位父亲以前没有相关病史，所以这一切都让人极其震惊。家人说他有某种"心脏病发作"，但他之前从未有过心脏病史，从我对他的了解来看，他很健壮。这个家里有人有医学背景，因此建议对这个男性儿童进行猝死风险评估。这位母亲显然对儿子的生命感到不安和恐惧。我想知道是否有什么重要的事情，是我应该做的？"

二、我在想什么

突然失去家人总是很难面对的。为这家人提供适当的时间以减轻悲痛，同时，确保采取适当的行动为这场悲剧提供急需的答案，二者需要平衡。鉴于死亡的突然性和父亲相对年轻，这引发人们对遗传性心肌病或心律失常综合征的担忧，这可能会使一级亲属面临风险（表 12-1）。关于父亲的病史或症状的任何细节都很重要，这有助于了解死亡情况。同样重要的是确认是否进行了尸检，或者这如果是验尸官的案例，也可能有助于提供导致猝死的疾病的线索。最后，从死者身上获取血液样本，这些血样必须保存在试管（紫头）中，并冷冻以备将来的基因检测，这对于进一步对家庭成员进行诊断检测至关重要。与悲痛的家庭成员进行这些交流很困难，但很多时候，它们可以帮助确定接下来要做什么，并为"为什么会发生这种情况"这一终极问题提供一些答案。

表 12-1 可导致猝死的遗传性原发性心脏疾病
病因
• 肥厚型心肌病
• 长 QT 间期综合征
• 扩张型心肌病
• 致心律失常性心室发育不良 / 心肌病
• Brugada 综合征
• 儿茶酚胺敏感性多形性室性心动过速
• 短 QT 间期综合征

三、病史和体格检查

任何儿童，如果有一级亲属在 35 岁之前（一些文献认为在 50 岁之前）发生可能是心脏原因的不明原因猝死，应由儿科心脏病专家进行评估。作为评估内容的一部分，应获得儿童完整的心脏病史，以确定是否有任何迹象和（或）症状提示心脏病。体检时还应注意有无任何病理性杂音。

接下来，必须询问有无发生过心脏停搏的家庭成员。对于这些家庭来说，这可能是一个非常痛苦的时刻，所以在提问时，要对这种状况抱有最大的敏感性。确定死者之前的健康状况非常重要，特别是询问有无确诊的疾病、服用的药物，以及有无不明原因的晕厥或癫痫发作事件。直接询问有无任何已知的心脏疾病情况或生活中担忧的问题。如果死者是成年人，从死者的父母那里获得童年信息可能会有所帮助。最后，了解死亡事件的详细情况的细节。死者当天感觉如何？是否有任何主诉或有何症状？是否做了什么异常活动？是否存在任何可能导致死亡事件的异常环境状况（如深夜驾驶、游泳、极限运动等）？事件有目击者吗？如果有，是否可以提供更多详细的细节？鉴于这些问题的情感性质，关键是给家人提供适当的时间来收集他们的看法，表达他们的感受，并冷静地完成整个过程。

接下来，我们将讨论家族史和家族谱系。应向了解情况的家庭成员询问有关兄弟姐妹、父母、祖父母和其他成员是否有类似惨痛事件的经历。值得注意的是，这可能需要进行多次访视，或者在你提出问题后，花点时间让家人互相通话来理清病史。在办公室中与全国各地的家庭成员进行电话访视，回答有关远亲的问题，这种情况并不少见。

坦率地说，这些重要问题和临床调查都不可能在 30min 内完成。时间需要合理安排，并且需要多次访视和与多个家庭成员进行。这个机会一定不能掉以轻心，因为揭示事件的本质及可能导致其发生的原因，将有助于为进一步测试和评估所有一级亲属的遗传状况提供方案。

四、诊断检查

对一名年轻时突发不明原因假定为心源性猝死的受害者的一级亲属来说，心电图和超声心动图是合理的检查手段。心电图检查的关注点是是否有可能提示心律失常相关死亡的电生理状况，而超声心动图的重点是寻找是否有结构性心脏病。如果已故家庭成员有以前的心电图或超声心动图报告，将更有助于评估。若体力活动和死亡情况有关，则进行运动负荷试验是需要的。在有疑似的情况下，儿科电生理学家可能采用其他检测方法，包括药物试验、动态心电图或其他形式的动态心电图监测、心脏磁共振成像（magnetic resonance imaging，MRI）、信号平均心电图或诊断性电生理检查。

基因检测证实有特定疾病的已知突变正在成为诊断的标准。当地法医和心脏猝死调查人员之间的协调努力有助于确保基因材料可用于检测。建议将 5～10ml 全血保存在含有 EDTA 的试管（紫头）中冷冻存放。如果没有血液标本，心脏或任何身体组织都可以用于基因检测。考虑到这些从定义上来说都是意外情况，明智的心脏病专家已经预先就这种情况对当地急诊室、医学检查人员等进行了培训，以便他们在处理不明原因的突然死亡时，特别是年轻人，有可操作的方案。对已故家庭成员进行特定疾病的已知基因突变的阳性检测结果有助于为其他家庭成员提供最合适的检测方案，以识别风险人群。然而，基因检测也可以发现具有未知意义的突变。这些已识别的突变不被认为是致病突变，但可能在基因序列的特定区域内，该特定区域可能包含已知的致病突变。这些突变的意义需要遗传咨询专家和专门研究遗传性心律失常或结构性心脏病的儿科心脏病专家进行审核。

五、治疗计划

对于这种情况，高度怀疑患者是心源性猝死。应进行儿科心脏病学咨询，重点是病史采集，并清楚了解已故家属在事件发生前可能患有的潜在疾病。应全面回顾家族史，在记录家族谱系时，还需要与直系亲属以外的家庭成员进一步交谈。死者的所有一级亲属都应接受筛查。心电图和超声心动图通常是开始心脏病评估时可接受的检查，但根据可疑的鉴别诊断，可能需要安排进一步的检查。由于基因检测具有时间敏感性，应尽早与医学检验人员或验尸官进行沟通，以确定是否需要准备 2 个 5～10ml 的 EDTA 试管（紫头），以便冷冻血样将来进行基因检测。一旦样本已确认留取，可以与家人，最好与遗传顾问一起，进一步讨论基因检测的利弊，包括其局限性和相关成本。在基因检测没有能够明确诊断的情况下，如果需要的话，DNA 可以存于各种机构，将来如有需要可用于检测。

推荐阅读

［1］ Ackerman MJ, Priori SG, Willems S, et al. HRS/EHRA expert consensus statement on the state of genetic testing for the channelopathies and cardiomyopathies this document was developed as a partnership between the Heart Rhythm Society (HRS) and the European Heart Rhythm Association (EHRA). *Heart Rhythm*. 2011;8(8):1308-1339. https://doi.org/10.1016/j.hrthm.2011.05.020.

［2］ Lahrouchi N, Raju H, Lodder EM, et al. Utility of post-mortem genetic testing in cases of sudden arrhythmic death syndrome. *J Am Coll Cardiol*. 2017;69(17):2134-2145. https://doi.org/10.1016/j.jacc.2017.02.046.

［3］ Middleton O, Baxter S, Demo E, et al. National association of medical examiners position paper: retaining postmortem samples for genetic testing. *Acad Forensic Pathol*. 2013;3(2): 191-194. https://doi.org/10.23907/2013.024.

第 13 章
心电图显示预激综合征的无症状的 7 岁儿童

7-year-old, asymptomatic, with ECG obtained for physical demonstrating WPW

张立凤 **译** 储晨 **校**

一、病例介绍

"你好，谢谢你接听我的电话。我是本地的精神科医生，我在随访一名最近被诊断为注意缺陷多动障碍（attention deficit and hyperactive disorder，ADHD）的 7 岁男孩，我为他做了心电图检查。心电图机显示为"异常"，注释上显示为"有心室预激证据"。据我所知，这个儿童一直没有症状，从未有过任何与心脏相关症状的主诉。我想知道是否可以让他开始服用治疗 ADHD 的药物，或者我是否应该让他到你那里就诊？"

二、我在想什么

我的第一反应是要拿到这份心电图报告的副本，以便我可以直接查看。如果心电图确实显示了预激的证据，那么我们最有可能是在处理一名无症状的预激（Wolff-Parkinson-White，WPW）综合征患儿。这带来了两个问题：一个是无症状 WPW 综合征如何更好地管理；一个是患有 WPW 综合征的患者服用 ADHD 药物的安全性问题。在这种情况下，由于考虑到需要开始服用 ADHD 药物的诉求，我建议儿童看儿科心脏病专家或电生理专家，并与家人讨论其益处和风险。我们也有机会讨论 WPW 综合征的管理问题，以及我们可能需要寻求的选择（表 13-1）。

表 13-1 WPW 综合征可能伴随的心动过速类型

类 型	QRS 波群形态
房室折返，前向（沿房室结下传）	窄
房室折返，逆向（沿旁路下传）	宽
心房颤动伴快速心室反应（通过旁路）	宽
房室结折返性心动过速（未涉及旁路）	窄

三、病史和体格检查

评估心电图上有 WPW 综合征图形的儿童，第一步是询问有无任何病史和症状。症状可能包括心动过速或心跳加速的感觉及晕厥。由于儿童年龄的关系，有时很难问出这些症状。可使用口语描述，如"心跳出胸膛""心怦怦跳"和其他词汇，可以从父母那更好地了解病史。向父母询问儿童主诉心脏或胸部不适的次数可能有帮助，需要记住的是，主诉症状往往是非特异性的。

WPW 综合征的发生率估计为 1‰～3‰。心电图上的 WPW 综合征波形显示 PR 间期缩短，QRS 波群增宽和缺乏 Q 波（图 13-1 和图 13-2A）。这是由于可以绕过典型房室结通路的旁路的存在，该旁路使得心室在希氏 - 浦肯野系统正常传导之前就激动了（心室预激）。大多数旁路可能导致发生折返性室上性心动过速（supraventricular tachycardia，SVT）的风险。可以通过房室结前传，并通过旁路逆传，这称为顺传型，会导致窄 QRS 波的心动过速。另外，也可以通过旁路前传，并通过房室结逆传，这称为逆传型，会导致宽 QRS 波的心动过速。这种宽 QRS 波的心动过速需要与室性心动过速进行鉴别（图 13-2B）。

WPW 综合征患者最担心的心律失常是有发生预激伴心房颤动的风险。心房颤动在儿童中非常罕见，但由于尚不清楚的原因，在 WPW 综合征患者中发生频率更高。在没有旁路的情况下（健康人），在心房颤动时，心室率趋于缓慢，这是由于房室结的"保护性"特性，不允许心房颤动快速传导至心室，从而使心室率保持在合理水平。在有旁路的患者中，心室率取决于旁路的不应期。在有快速传导旁路（由于不应期短）的 WPW 综合征患者中，可能恶化为心室颤动（图 13-3 和图 13-4）。这种心律失常危及生命，可能导致心源性猝死，但是完全取决于旁路的传导特性。快速传导的旁路可将频率为 250～300 次 / 分的心房纤颤传递到心室，导致心室颤动和猝死。

回顾家族史时，其他家庭成员也可能有 WPW 综合征的病史。WPW 综合征家族史是极其罕见的，大多数 WPW 综合征病例是散发的。如果预激只在个体中发现，不建议对其家族进行心电图筛查。WPW 综合征患者的体检通常是正常的，因为这种情况与电活动变化有关。WPW 综合征与 Ebstein 畸形及肥厚型心肌病（Danon 病）等之间存在关联，这些病可能在体检时发现。

四、诊断检查

心电图是 WPW 综合征的首选诊断检查，通常能够显示先前描述的心室预激波形。同样，计算机解读通常会忽略预激的细微变化，因此需要强调，要由受过训练的医学专业人员进行心电图报告的解读。年龄也可能影响心电图的表现，因为婴儿可能表现为 WPW 综合征，但约 40% 的病例 1 年后预激会消失。

应对 WPW 综合征患者进行超声心动图检

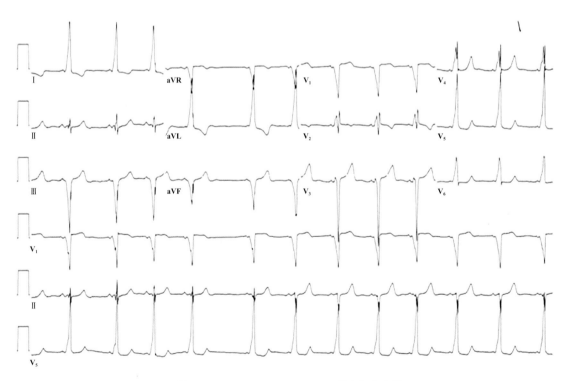

▲ 图 13-1　Wolff-Parkinson-White 综合征心电图

心电图显示心室预激，PR 间期缩短，QRS 波群增宽，这是由旁路前传与通过房室结的传导融合所致。预激的心电图波形由于旁路的位置而不同（与图 13-2 对照）

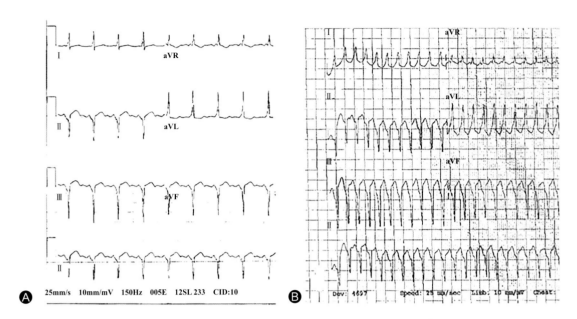

▲ 图 13-2　Wolff-Parkinson-White 综合征逆传型心动过速

A. 肢体导联心电图显示窦性心律时预激，波形显示旁路传导和房室结传导融合；B. 同一患者的心动过速，显示为逆行传导，即完全通过旁路前传并通过房室结逆传。这导致完全预激性或宽 QRS 波群的心动过速。这容易混淆为室性心动过速，但值得注意的是，窦性心律时可看到相同的传导波形。由于有房室结的参与，阻断房室结传导（腺苷）将终止此类型的心动过速

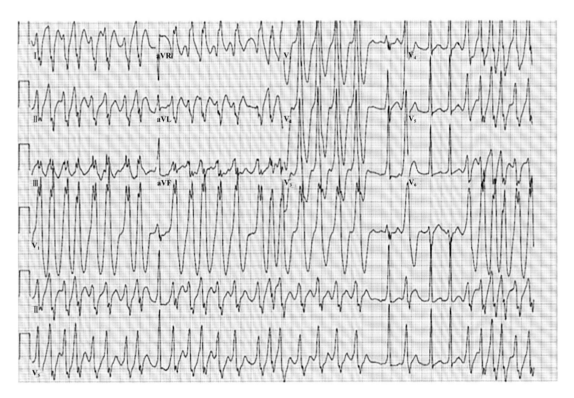

▲ 图 13-3　Wolff-Parkinson-White（WPW）综合征并发心房颤动

心电图显示不规则、紊乱、宽 QRS 波群的心动过速，是心房颤动通过 WPW 旁路快速下传至心室所致。WPW 引起的快速心室反应可恶化为心室颤动，并导致猝死。由于心律失常是心房颤动，不涉及房室结，阻断房室结传导（腺苷）不能终止心律失常的发作。立即同步电复律可用于终止心房颤动

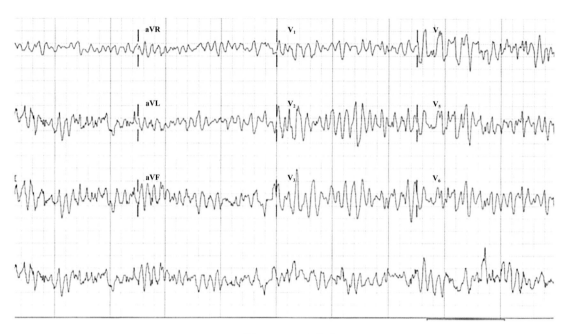

▲ 图 13-4　心室颤动

心电图显示心室颤动。患者在体外循环支持下，做心电图检查以确定基础节律。电压设置为 20mm/mV，以便更好地看到波形，因为在标准电压（10mm/mV）时，信号太小（"细小"心室颤动）

查，以明确是否有结构性心脏病并评估心脏功能。Ebstein 畸形是最常见的，是与 WPW 综合征相关的先天性心脏病，尽管其他先天性心脏病也可能有关联。肥厚型心肌病患者也被证明有预激。在极少数情况下，心室预激可导致心室不同步收缩，长时间会导致射血分数降低。最后，确保心脏结构正常有助于计划进一步的检查包括电生理检查。

五、治疗计划

对于该临床场景中描述的患者，应获得儿科心脏病专家评估。应该预约和复查心电图和超声心动图。对于真正无症状的 WPW 综合征患者，应考虑其他检查以帮助风险分层。Holter 监测可提供间歇性 WPW 综合征波形的证据。可进行运动试验，以确定在心率较快时心室预激是否会消失，以表明该旁路是否具有不良的前传特性。间歇性心室预激可以令人略放心，但不能完全排除发生心律失常性心搏骤停的可能性。

在许多方面，医生和家人都要对 ADHD 和无症状 WPW 综合征患者做出风险决策。众所周知，兴奋性药物可使静息心率增加 1～2 次 / 分，这没有临床意义。ADHD 药物对 WPW 综合征人群的影响尚未得到充分研究。目前，建议任何已知有 WPW 综合征的患者都可以开始服用 ADHD 药物，同时需在儿科心脏病专家及其主治医生的管理下监测症状。对大多数儿童来说，ADHD 药物对学校表现、活动和个人生活的益处远远超过了使用药物带来的风险。对于无症状的 WPW 综合征儿童，风险可能稍高，但不足以改变最终决定。不管怎样，无症状的 WPW 综合征还是会引起所有当事人的显著焦虑和担忧，因为有心源性猝死的风险。因此，儿童和先天性电生理学会发布了无症状 WPW 综合征患者的临床指南，并持续开展研究，以更好地定义风险患者。那些 8 岁及以上的患者，如果在运动试验中或运动期间行动态心电图检查时，在最大心率下有持续 WPW 综合征波形出现，则建议进行侵入性风险分层检查（心内或经食管）以评估旁路传导特性（ⅡA 类）。通过诱发心房颤动并记录最短预激 RR 间期（shortest pre-excitatory RR interval，SPERRI）或自发预激 RR 间期的周期长度来评估旁路传导。这通过测量心房颤动发作期间两次预激冲动的最短间隔来完成。SPERRI ＜ 250 ms（心室率＞ 240 次 / 分）被认为是心源性猝死高风险。在儿科人群中，儿茶酚胺的影响、镇静或麻醉抑制及非活动状态可能会影响 SPERRI 和对其结果的解读。在心内电生理检查时，还可以识别旁路的路径位置并诱导 SVT 发作。再者，权衡利弊后可建议采用消融策略来消除前传旁路，从而消除心源性猝死的风险。虽然这是非常理想的，但必须权衡消融的风险和对旁路周边结构包括房室结和（或）冠状动脉损伤的风险。然而，在保证安全的前提下，在儿科人群中消除旁路传导是首选和最常采用的策略。

推荐阅读

［1］ Pediatric and Congenital Electrophysiology Society (PAC-ES), Heart Rhythm Society (HRS), American College of Cardiology Foundation (ACCF). PACES/HRS expert consensus statement on the management of the asymptomatic young patient with a Wolff-Parkinson-white (WPW, ventricular preexcitation) electrocardiographic pattern: developed in partnership between the Pediatric and Congenital Electrophysiology Society (PACES) and the Heart Rhythm Society (HRS). Endorsed by the governing bodies of PACES, HRS, the American College of Cardiology Foundation (ACCF), the American Heart Association (AHA), the American Academy of Pediatrics (AAP), and the Canadian Heart Rhythm Society (CHRS). *Heart Rhythm*. 2012;9(6):1006-1024. https://doi.org/10.1016/j.hrthm.2012.03.050.

第三篇　青少年
Adolescent

第 14 章

故意服用祖父母的抗心律失常药物的 15 岁青少年

15-year-old with intentional ingestion of grandparent's heart rhythm medication

郑远征 **译** 梁雪村 **校**

一、病例介绍

"这里是急诊室，有一名 15 岁的女孩因为药物过量刚被医护人员送来。她对疼痛有反应，但无法交流。据她的家人说，这是她第二次企图自杀。她和祖父母住在一起，他们在她的房间里发现她的时候，她周围都是祖父治疗心脏病的药物的空瓶。我不知道她吃了什么药，但她的心率只有 40 次 / 分，而且她的血压很低，只有92/50mmHg，她对疼痛和刺激有反应但无法交流。我已经联系了毒物控制中心，但考虑到此病例涉及心脏药物，所以我也联系到你。你知道我该怎么做吗？"

二、我在想什么

令人十分心痛的是，我因为诸如此类的事件给毒物控制中心打电话变得越来越频繁。在得知孩子故意服毒后，我的第一个念头是如何给予孩子支持性治疗并电话联系毒物控制中心，这是绝对正确的首要措施。我们首先应该对患者进行支持性治疗，确保她在接受毒物控制中心指导的过程中状态稳定。下一步是了解她所服用药物的类型和剂量。考虑到她存在心动过缓和低血压，我担心是钙通道阻滞药或 β 受体拮抗药过量（表 14-1）。

表 14-1 抗心律失常药物过量的心电图表现

抗心律失常药物过量	心电图表现
地高辛	ST 段下斜型压低
β 受体拮抗药	心动过缓，PR 间期延长，房室传导阻滞
钙通道阻滞药	心动过缓，房室传导阻滞，心搏骤停
钠通道阻滞药	QRS 波群增宽，室性心律失常
钾通道阻滞药	QT 间期延长，房室传导阻滞，尖端扭转型室性心动过速

三、病史和体格检查

对于故意过量吞食药品的患者，通常需要重点记录病史，并强调可能已经吞食了什么药品。患者过量吞食的药品可能是他们自己平时服用的药物，也可能是如此病例中描述的其他家庭成员使用的药物。确定患者过量吞服的药物的种类及剂量将使治疗更有指向性。既往史包括用药史和其他医学诊断可能有助于判断药物相互作用并发现如肝肾损害等的系统性损伤。由于治疗侧重于支持性治疗，因此体格检查应侧重于检查血流动力学的稳定性。详细记录心率、血压等生命体征，并通过脉搏和毛细血管再充盈时间观察肢体灌注情况。服用抗心律失常药物后，任何休克的表现都可能是心源性的。

四、诊断检查

实验室检查应包括血液和尿液毒物筛查任何可能摄入的其他物质。标准的实验室检测（如动脉血气、乳酸、血生化检查），用以发现血糖、电解质的变化，以及其他器官（如肝脏和肾脏）有无损伤。在怀疑或已知地高辛过量的情况下，应检测地高辛的血药浓度。应进行心电图检查以确定有无明显的节律紊乱，如不同程度的房室传导阻滞或 QRS 波、T 波和 QT 间期的延长（表 14-1）。过量服用 β 受体拮抗药或钙通道阻滞药可能会导致心源性休克，因此应完善超声心动图检查来评估心功能。此外，根据毒物控制中心 / 毒理学的建议，可能需要完善其他实验室检查。

五、治疗计划

治疗计划在很大程度上取决于已知的暴露和患者的临床表现。与毒物控制中心联系并遵守其建议是极其重要的。在所有情况下都需要仔细观察心律和患者血流动力学的稳定性。在所有故意吞服药物的案例中，一旦毒性得到控制，血流动力学恢复稳定，就需要进行心理治疗，而无须担心心律失常，无须进行长期的心脏随访。所有故意吞服药物的患者都是在呼救，需要训练有素的心理健康专家对其进行强化治疗。下文将重点介绍在遇到故意吞服心脏药物案例时通常应采取的措施。然而，对于几乎所有可能导致严重心肌抑制的药物的摄入，应考虑使用机械心脏支持，如体外膜氧合（extracorporeal membrane oxygenation，ECMO）或心室辅助装置。这类治疗的细节超出了本书的范围，但面对严重的过量误服，应尽早向高级从业者求助。

（一）地高辛

地高辛中毒可表现为恶心、呕吐、高钾血症、低钾血症、心动过缓和（或）快速心律失常。地高辛的血药浓度虽然有帮助，但由于患者具有异质性，不同患者在不同药物水平的表现各不相同，

因此地高辛的血药浓度不能准确预测地高辛中毒。地高辛中毒的心电图表现为 ST 段的"鱼钩状"改变。疑似故意过量吞服地高辛的患者可以从活性炭治疗中获益，但该治疗应由毒理学专家进行。患者应入院接受心脏监测，因为毒性通常在最后一次服药后 6h 达到峰值。心动过缓的支持性治疗可能涉及心脏药物，如阿托品、异丙肾上腺素和（或）很少情况下需要心脏起搏。纠正血钾异常可能有助于减轻地高辛的毒性。高钾血症可以用胰岛素来治疗，胰岛素可使钾离子向细胞内转移。合并呕吐或腹泻的患者可能发生低钾血症，低钾血症应及时纠正，因其可加重地高辛的心脏毒性。在由于心动过缓或室性心律失常造成的严重血流动力学损害的情况下，毒理学专家可能建议使用抗地高辛抗体 Fab 片段治疗。抗地高辛 Fab 对地高辛有很高的亲和力，将其从钠－钾 ATP 酶中去除，从而降低其心脏毒性。

（二）β 受体拮抗药

针对误服 β 受体拮抗药者的初始治疗是支持治疗。可能需要输液来改善低血压。毒理学可能建议使用一定剂量的活性炭。严重的临床表现包括原发性低血压、心动过缓和心脏功能障碍，可导致心源性休克。心源性休克的治疗应在重症监护室中进行，在毒物控制中心 / 毒理学家的监督和指导下，辅以重症监护和（或）心脏科干预。针对摄入 β 受体拮抗药引起的心源性休克，公认的治疗方法包括使用大剂量胰岛素、肾上腺素和磷酸二酯酶抑制药，如米力农。由于一些 β 受体拮抗药具有钠通道阻断活性（如普萘洛尔），因此可出现其他的临床表现，包括 QRS 波形态改变、心律失常和癫痫。钠通道阻滞药的治疗将在后面的章节中详述。

（三）钙通道阻滞药

针对误服钙通道阻滞药的初始治疗基本上是支持治疗。确定钙通道阻滞药的种类有助于区别临床表现并采取针对性的治疗。许多钙通道阻滞

药具有缓释或缓释制剂，可能导致毒性延迟。钙通道阻滞药（如维拉帕米或地尔硫䓬具有心脏毒性和血管舒张作用，而二氢吡啶类钙通道阻滞药（如氨氯地平）主要引起血管舒张。初始治疗可能需要活性炭。静脉液体疗法可用于治疗低血压。对于严重的低血压和（或）心源性休克病例，在重症监护下，给予高剂量胰岛素治疗和变时性药物治疗可能是必要的。对于误服二氢吡啶，可能需要使用去甲肾上腺素等血管升压药。在重症监护和心脏科的指导下，可考虑输注钙剂。

（四）钠通道阻滞药

钠通道阻滞药中毒的临床表现为恶心、呕吐和癫痫。心电图显示 QRS 波增宽和室性心律失常。误服氟卡尼之类的药物很难治疗，因为它们的口服生物利用度很高而代谢速度很慢。治疗包括给予大剂量高渗碳酸氢钠治疗，升高钠水平，并碱化血液，从而抵消药物的心脏毒性作用。考虑到误服钠通道阻滞药者室性心律失常的发生率高，

故治疗应在重症监护病房进行，并进行密切的心脏监测。极少数情况下可能需要体外膜氧合形式的血流动力学支持。

（五）钾通道阻滞药

钾通道阻滞药可使 QT 间期延长，导致如尖端扭转型室性心动过速或心脏传导阻滞等室性心律失常。对心律失常的持续心脏监测是钾通道阻滞药过量的主要处理方法。对于胺碘酮等药物，由于其剂量范围很大，急性中毒罕见，但其作用时间更持久，因此患者在误服后数天内均应进行监测。除了心脏节律性改变外，患者还可能出现低血压、恶心、头晕和头痛。与其他药物一样，活性炭治疗可以减少胃吸收。应监测血清钾和镁水平并维持其稳定，以避免心律失常。心脏传导阻滞的患者可能需要临时起搏。对于尖端扭转型室性心动过速患者，治疗包括立即电复律、镁制剂、异丙肾上腺素或起搏加速心率。在心律和 QTc 间隔正常之前，应持续心电监护。

推荐阅读

[1] Campbell KB, Mando JD, Gray AL, Robinson E. Management of dofetilide overdose in a patient with known cocaine abuse. *Pharmacotherapy*. 2007;27(3):459-463. https://doi.org/10.1592/phco.27.3.459.

[2] Graudins A, Lee HM, Druda D. Calcium channel antagonist and beta-blocker overdose: antidotes and adjunct therapies. *Br J Clin Pharmacol*. 2016;81(3):453-461. https://doi.org/10.1111/bcp.12763.

[3] Roberts DM, Gallapatthy G, Dunuwille A, Chan BS. Pharmacological treatment of cardiac glycoside poisoning. *Br J Clin Pharmacol*. 2016;81(3):488-495. https://doi.org/10.1111/bcp.12814.

[4] Vu NM, Hill TE, Summers MR, Vranian MN, Faulx MD. Management of life-threatening flecainide overdose: a case report and review of the literature. *Heart Rhythm Case Rep*. 2015; 2(3):228-231. https://doi.org/10.1016/j.hrcr.2015.12.013.

第 15 章
运动员体检发现有室性早搏的 16 岁青少年

16-Year-old with premature ventricular contractions noted during athletic participation physical

郑远征 **译** 梁雪村 **校**

一、病例介绍

"谢谢你接我的电话。我这里有一名随访多年的 16 岁青春期男孩，现在他要进行运动员体检。当我听诊他的心脏时，我发现静息状态下有心脏漏跳。我不记得以前听到过这个，他的病历里也没有任何记录。他完全没有症状，今年想打篮球，几周后将参加校队选拔。他一直规律练习，没有出现任何症状。我觉得他应该没事，但他的额外心跳使我有点紧张，不能确定他完全没事。我的计划是送他去做心电图，但我想知道你是否有其他建议？"

二、我在想什么

如果医生注意到有额外心跳或不规则心律，那么最好先做一个心电图检查。青少年的不规则心律通常是由明显的窦性心律失常或频繁的异位搏动〔如常见的室性早搏（premature ventricular contraction，PVC）和较少见的房性早搏（premature atrial contraction，PAC）〕造成的（表 15-1）。接下来的问题是确定这些是良性的还是恶性的。窦性心律失常是指青少年常见的与呼吸周期有关的明显的窦性搏动不规律。这是一种完全正常的现象，可以通过心律条带或心电监护仪进行诊断，显示搏动的起源是窦性的（类似于 P 波），但在记录中可见到明显的不规则（图 8-1）。既然这是

一项正常现象，我们所需要的只是确认。单个发生的 PAC 并不罕见。然而，频发到能被听诊的护士或医生注意到，是非常罕见的。它们通常是良性的且不需要进一步评估或治疗（图 2-2）。室性早搏是青少年显著心律不齐的最常见原因。

表 15-1 心律不齐的鉴别诊断	
可能性	病 因
很可能的	• 室性早搏 • 窦性心律不齐
可能的	• 房性早搏 • 交界区早搏 • 折返导致的回波搏动
罕见的	• 间断的房室传导阻滞 • 心房颤动

详细的病史和体格检查通常可以为此类型的心律失常提供更好的诊断线索。额外的检查可能是有帮助的，包括长程心电监测和通过超声心动图排除结构性心脏病。在大多数情况下，健康的年轻人室性早搏是良性的，但需要一些额外的证据来支持这一论点。

三、病史和体格检查

通常室性早搏的青少年患者的病史和体格检查是完全正常的。病史应集中于任何心悸或晕厥

病史，特别是活动相关的心悸或晕厥。应充分了解家族史，以帮助指导遗传性心律失常综合征的潜在诊断。回顾患者的饮食习惯可能会有帮助，特别是含咖啡因的饮料或能量饮料的使用，因为这些可能会导致异位搏动增加。对用药史的回顾也很重要，特别是那些可能导致电解质转移的药物（如利尿药）。最后，使用非法药物（类固醇、可卡因、兴奋剂等）可能会导致心脏应激，表现为异位搏动。

体格检查的重点是心脏查体。听诊杂音可能提示结构性心脏病，但通常情况下，心脏检查正常，只有听诊时出现异位搏动。改变患者的体位，从仰卧到站立再到下蹲，可能有助于诱发异位搏动。最常见的是，在休息时发现异位搏动。一个令人安心的现象是随心跳加快可抑制异位搏动。让患者进行一些体育活动，如原地慢跑或在办公室做开合跳，然后再听诊心脏，可能发现异位搏动消失。

四、诊断检查

根据异位搏动的频率，心电图对鉴别异位搏动的类型和潜在来源最有帮助。室性早搏有独特的形态提示起源位置。有时，这些室性早搏可能有不止一种形态，可以通过所有心电图导联的变化清楚地描绘出来。通常，需要心律条带来捕获足够多的室性早搏，以便进行比较。

24h 动态心电图（Holter）监测是确定室性早搏频率的好方法，有助于确定下一步所需采取的措施。此外，让患者在 Holter 监测期间进行运动，可为治疗医师提供替代运动负荷的测试，以确定室性早搏是否随着活动而增加。否则，可以进行更传统的运动负荷试验。对于那些有室性早搏症状的患者，建议使用 Holter 记录症状日记或使用心脏事件监测仪捕捉单导联或多导联记录。

血生化也被推荐用于评估可能诱发室性早搏的电解质变化，但通常是正常的。对新诊断的室性早搏患者，通常需要进行超声心动图检查来评估潜在的结构性心脏病并评估心功能。然而，超声心动图并不是必需的。在许多患者中，常规的

心脏体检和非室性早搏的窦性搏动形态正常可能就足够了，在这类患者中，超声心动图使用率较低。超声心动图的真正重要性是在 PVC 负荷高（通常为 20% 或更高）的患者。PVC 负荷是指由室性早搏所占总心搏次数的百分比。这个数字可以通过 Holter 监测获得。负荷过重的患者可能会发展为心室功能障碍，即室性早搏诱发的心肌病。

如果病史和体格检查显示更多的是结构性疾病，心脏 MRI 可能有助于评估与肥厚型心肌病或致心律失常性右心室心肌病相关的瘢痕。

五、治疗计划

所有被发现有室性早搏的年轻运动员都应该由儿科心脏病专家进行评估。在大多数情况下，这类心律失常被认为是良性的，不会对患者或他们的体力活动构成任何威胁。然而，在某些情况下，运动中出现的室性早搏可能是心血管疾病的第一个迹象。患者至少应完善心电图和 Holter 检查。如果体格检查或非室性早搏的窦性搏动形态异常或 Holter 上显示 PVC 负荷高，可考虑进行超声心动图检查。

根据最初检查的结果，可能需要进一步检查。无症状、心脏结构正常、心功能正常、无家族史的年轻运动员的室性早搏很可能是良性的。单一形态、偶发且在心率加快时受抑制支持良性早搏。

支持良性室性早搏诊断的另一个要点是，患者在满足上述标准的基础上，具有起源于右心室流出道或左心室流出道的室性早搏的特征性形态（图 15-1）：左束支阻滞型室性早搏，Ⅱ、Ⅲ 和 aVF 导联 QRS 波呈正向波，提示其起源于心脏的高位。

这种良性室性早搏患者出现短阵的二联律（每次交替搏动都是室性早搏）、成对室性早搏、三联律或短阵的非持续性室性心动过速（ventricular tachycardia，VT）并不少见，这种非持续性室性心动过速被定义为室性节律持续时间＜30s 和（或）不引起血流动力学衰竭（图 15-2）。然而，尽管 VT 这个词引起了许多医生的恐惧，

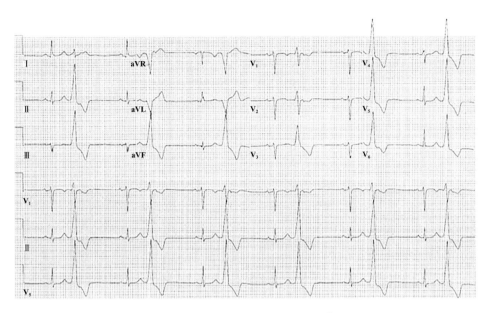

▲ 图 15-1　流出道来源的室性早搏

心电图显示室性早搏二联律。这些室性早搏的 QRS 波在下壁导联（Ⅱ、Ⅲ、aVF）呈直立 R 波，提示自上而下的心室传导模式。这表明其起源于心室流出道

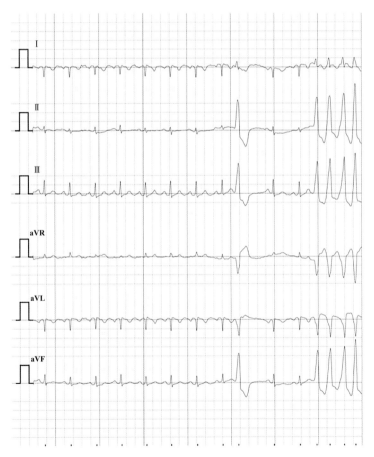

▲ 图 15-2　非持续性室性心动过速

肢体导联心电图显示有室性早搏，并在条带结束时出现单形性连续 4 跳的非持续性室性心动过速。虽然没有描述，但心律在 4 跳短阵室性心动过速后恢复为窦性节律

但是这些患者预后良好，不需要与那些没有 VT 的患者区别对待。

对患者应进行有关心律失常的教育，告知其应关注的体征，包括反复或长期心悸、接近晕厥或运动时晕厥，以及跟不上同龄人的步伐。咖啡因和所谓的"能量饮料"可能会使异位节律增多，应鼓励患者适当的补水和补充营养。这些患者没有运动限制，建议每年随访评估症状、异位搏动的频率或心功能的任何变化。

王 凤 **译** 梁雪村 **校**

一、病例介绍

"你好，这里有一名 13 岁的女孩，今天在学校昏倒后被救护车送过来。午餐时间，她在自助餐厅排队。老师说她在排队时摔倒在地上，几乎立刻就醒了。老师说她脸色苍白。她现在看起来很好，生命体征都很稳定。我们应该担心吗？我们应该做什么检查吗？"

二、我在想什么

这是血管迷走性晕厥（vasovagal syncope，VVS）的典型表现。然而，我想确保他们没有遗漏更危险的东西。VVS（有时也有其他各种称谓，如"单纯性"晕厥，或者更科学的"神经心源性晕厥"）表明晕厥的原因是血压维持反射丧失，伴有低血压和昏厥。这种情况非常常见，青少年似乎特别容易发生这种晕厥（表 16-1）。这种晕厥有一些典型的发生情景，如饥饿时在拥挤的自助餐厅里排队（低血糖是一个诱因）。研究表明，

表 16-1 儿童血管迷走性晕厥的常见情景

- 排队吃午餐
- 站着参加宗教仪式
- 站着表演（合唱团、行进乐队、游行）
- 热水淋浴后梳头或做发型
- 呕吐或腹泻后病态
- 抽血、注射或其他疼痛性操作
- 看到流血或其他令人反感的场面
- 男童排尿后

99% 的青少年晕厥是由 VVS 引起的，只有 1% 的人有其他问题。

三、病史和体格检查

评估晕厥患儿最重要的方面是病史。应该注意晕倒事件的详细病史。我们这个青少年有站立排队买午餐的病史。VVS 几乎总是发生在人坐着或站着的时候，而几乎不会发生在躺着的时候。需要询问的另一个方面是脱水和饥饿状态。她是否有腹泻或呕吐的症状？她是否饮用了足够的液体？她是否吃得不对劲？如果孩子上学迟到了，还没吃早饭就跑出家门，在自助餐厅排队买午餐时更容易晕倒。

其他经常由于血压下降而晕厥的情况包括长时间站立（阅兵场、军乐队、教堂）、突然站立、低血糖、脱水、男童排尿时、女童站着理发或梳头时、突然疼痛事件（如抽血或打针）后，或者在看到可怕或令人反感的事情（如看到血液）后。晕厥在炎热的天气或环境中更常见。

VVS 通常（但并非总是）伴随以下典型的前驱症状：视野狭窄、头痛或头重感、恶心、全身发热、全身发冷和（或）身体各部位麻木或刺痛。目击者描述患者晕倒前面色苍白或出汗。然后，在体育锻炼过程中晕倒应该被认为是一种危险的晕厥，除非有其他证据。体力挑战项目完成几分钟后晕倒通常是 VVS（见第 17 章），但最好谨慎对待，并对所有与运动有关的晕厥进行更加全面

的评估。

VVS 期间的意识丧失通常是短暂的。可能会有身体僵硬，或者极少情况下有颤抖样的动作。可能会有翻白眼，有节奏的抽搐很少见——这可能是癫痫发作引起的。VVS 患者几乎从不出现大小便失禁。VVS 后的身体恢复通常是快速和完全的，尽管有些疲惫感可能会在一天中的剩余时间持续存在。

病史询问中的一个重要问题是获知是否有家庭成员突然或不明原因去世。这可能包括特别询问是否有人睡着了，再也没有醒来；询问是否会游泳的人被发现溺水；是否存在不寻常、很难解释的车祸（这个人可能在事故发生前已经晕倒了）。这种病史的存在增加了可能存在与猝死相关的潜在遗传性疾病（如肥厚型心肌病或长 QT 间期综合征）的可能性。长 QT 间期综合征与游泳时的死亡有特殊的联系，也与突然的、惊人的噪声后昏迷有关。

VVS 患者的体格检查正常。检查应侧重于排除心脏疾病的发现，如心律失常或额外的心音，如杂音、摩擦音或奔马律。对水分状态的评估也可能有助于后续进一步的治疗。

四、诊断检查

在大多数病史高度提示 VVS 的患者中，唯一有帮助的检查是标准心电图。心电图可以帮助识别心肌病、QT 间期延长和 Wolff-Parkinson-White（WPW）综合征（猝死的罕见原因）。如果病史清楚，体检无明显异常，心电图正常，则 VVS 的诊断是有把握的。特别重要的是要避免浪费的检查，如脑计算机断层扫描（CT）、脑电图（EEG）和超声心动图等，因为在典型 VVS 表现的患者中，它们的收益通常非常低。

有运动相关晕厥的患者应该做超声心动图，主要是为了检查心肌病（肥厚型心肌病是最常见的疾病类型），并特别关注冠状动脉的起源和最初的走行。左冠状动脉异常出自右冠状动脉窦，走行于壁内（血管壁内），是运动诱发室颤和猝死最常见的先天性冠状动脉畸形。少数情况是右冠状动脉起源于右冠状动脉窦、然后向左走行。虽然心功能下降很容易被发现，但通过超声心动图可靠地识别冠状动脉需要经验和技能，这不是快速的床旁超声心动图所能做到的。如果超声心动图正常，但仍有晕厥的问题，可以考虑进行运动试验（如果晕厥与运动有关），或者动态心电图或更长时间的心电监护，以尝试在发作期间捕捉到心电图。

五、治疗计划

VVS 的管理基本上包括安慰患儿随着年龄的增长 VVS 会有所改善，并鼓励高盐饮食和增加水的摄入量。应鼓励患者每天至少喝 1.8L（原著为 64 盎司）不含咖啡因的饮料，并在日常饮食中添加咸味零食。建议患者当前驱症状发生并感觉要"晕倒"时，应立即躺下，抬高双腿，有助于防止受伤和改善症状。事实上，人们可能会说，VVS 是大自然在告诉某人躺下。

大多数患者对这些简单的处理措施反应良好。那些无效的人通常需要专科医师会诊。焦虑和情绪压力通常与晕厥有关。患有焦虑症的患者可能很难处理，而且不能遵从标准的 VVS 治疗，应当强烈考虑心理科或精神科专科医师介入。

1% 患有其他恶性疾病的患者要么是被误诊为晕厥的癫痫患者，要么是那些有心脏停搏和猝死风险的心脏病患者。此类心脏疾病包括心肌病、长 QT 间期综合征等离子通道病或冠状动脉异常（见第 18 章），其共同的因素是致死性室性心律失常的病因。因此，"晕倒"可能是会发生更严重事件的警示。

第 17 章
在越野赛中发生晕厥的 14 岁选手

14-Year-old cross country runner presents with syncope during a race

王 凤 **译**　梁雪村 **校**

一、病例介绍

"你好，我是急诊室的，很抱歉在周末打扰您。我这里有一名 14 岁的女孩，她之前一直很健康，今天早上她第一次参加高中越野比赛时晕倒了。当她被比赛现场的护理人员送进来时，她看起来脸色苍白、满头大汗，但她确实跑完了比赛。我给她补了些液体，她似乎感觉好多了。她的生命体征稳定，但刚入院时心率略有加快，为 95 次 / 分。我想等她补液结束后送她回家，但我肯定你一定听说了几个月前镇上有个小孩在跑步时死了。他们说这和她的心脏有关，所以我想在送她回家之前和你确认一下。还有什么需要我做的吗？"

二、我在想什么

当年轻人下定决心，让自己的身体超越自然极限的时候，他们的能力总是让我感到惊讶。在我们遇到的年轻人的所有体育活动中，越野跑似乎在竞技比赛中经常会发生晕厥。体育活动中晕厥的概念是令人担忧的，理所当然也是严重心脏病的先兆。然而，回顾病史往往发现，运动员中的晕厥患者可能不是在活动中晕倒，而是在敬业而奋力的年轻人越过终点线时，即活动结束后。在精神与身体的永恒斗争中，精神往往赢得战斗，但身体最终不可避免地赢得战争（表 17-1）。

表 17-1　鉴别诊断	
可能性	**病　因**
很可能	• 神经心源性或血管迷走性晕厥 • 血管抑制药，心脏抑制型或混合型
可能	• 中暑 • 使用非法药品
罕见	• 肥厚型心肌病 • 冠状动脉畸形 • Wolff-Parkinson-White（WPW）综合征 • 儿茶酚胺敏感性多形性室性心动过速 • 致心律失常性右（左）心室发育不良 • 长 QT 间期综合征 • Brugada 综合征

三、病史和体格检查

正如本书前面提到的，全面和详细的病史对晕厥患者的临床评估至关重要。在许多方面，这可以比作犯罪现场调查，在调查中，从所有目击者那里收集细节，以重现有关事件。鉴于这种病史采集的重要性，采取（和分配）适当的时间进行这种评估是必要的。评估的一部分通常包括反复询问问题以获得明确的答案，因为患者和父母通常会阐述主要事件而跳过有助于梳理出鉴别诊断的诸多细节。

首先，了解事件的背景会有所帮助。这是典型的一天或是特殊的一天（如体育练习、比赛日等）？每个人都在哪里，谁目睹了这一事件？活动期间的环境气候是怎样的（如炎热的室外还是室内）？高温加上剧烈的体力活动会导致中暑。患者在发病前的总体感觉如何：既往病史？当天和前几天是否有适当的摄入营养和水分？总体上感觉健康吗？

一个关键的问题是询问事件发生的时间。这是在参加体育活动时发生的，还是之后发生的？对于跑步者来说，它是在实际的跑步过程中还是在恢复过程中的几分钟后？因"运动时晕厥"这样的主诉去看儿科心脏病专家，只是通过更详细的病史采集确定事件发生在比赛结束后的饮水时，这并不少见。教练或亲属鼓励年轻运动员继续行走的事也并不少见，尽管他们感到眩晕和头晕目眩，最终导致晕厥。

其次，重点关注事件的细节。在事件发生前几秒钟到几分钟，患者的感觉如何？目击者看到他们的表现如何？那些经历迷走神经相关晕厥的人通常会出现头晕目眩、眩晕和（或）视野狭窄的症状，但没有心跳异常或胸痛。患者是如何摔倒的：他们是能够伸出手"护住"自己跌倒的部位，还是在没有这样做的情况下倒下而导致受伤？能够在跌倒时抓住自己的患者通常会在四肢上有抓痕和擦伤。患者晕厥时的样子如何？通常情况下，年轻人在体育活动期间经历了神经心源性晕厥后会显得很苍白。

最后，关注复苏情况。最初的事件发生后多久患者才恢复意识？是否真的失去了意识或视力/听力？有没有人摸了脉搏或启动了复苏措施？对于神经心源性晕厥的运动员来说，意识丧失是相当短暂的，一旦大脑血流恢复，意识几乎立即恢复——通常是在头部倒地几秒钟后。问问这些年轻的运动员，他们在这一天其他的时间里感觉如何？神经心源性晕厥患者经常因"要么战斗，要么逃跑"的肾上腺素反应而精疲力竭。

家族史对于排除遗传性疾病也很重要。问题应该包括任何遭受不明原因死亡的家庭成员，如不明原因的车祸或溺水。应该询问家庭成员在进行运动时不明原因的癫痫发作或死亡（无论是在运动中还是在游戏中）。询问那些被认为是50岁前心脏病发作而死亡的人，这实际上可能是心律失常致死的迹象。

对青少年，恰当的社交沟通可以挽救他们的生命。这应该包括在父母或监护人陪同下与青少年进行面谈。始终确保患者的隐私，确保让他们知道，只有当你感到他们的生命处于危险中时，保密才有可能被打破。礼貌地询问他们是否诚实，并向他们保证所问的问题与他们的健康有关，没有其他目的。讨论家庭生活、学校生活和人际关系。审查药物使用情况，包括处方和非处方药，以及滥用药物。身体或性虐待的受害者可能会假装晕厥，以此作为寻求帮助的一种方式。抓住机会询问对自己或他人的潜在伤害，确保他们在家中的安全感。当患者的家人不在诊室时询问他们是否还有什么想要分享或询问的。最后，感谢青少年的诚实，并表示如果他们有其他问题，随时可以联系。

体检通常是正常的，没有病理性杂音或节律改变等心脏疾病的证据。最近发生神经心源性事件（在数小时内）的患者可能会显得苍白和疲惫。体温异常与中暑有关。手、前臂或膝盖上可能存在挫伤或划伤，是摔倒时试图抓住自己所致。

四、诊断检查

具备良性病史，且有与血管迷走性晕厥或神经心源性晕厥相一致的表现，除了心电图外，不需要特殊的检查。心电图通常是为了排除任何明显的潜在的心律失常情况。患者经常出现在急诊室或紧急照护中心，尿比重升高提示脱水是很正常的。血生化检测也可能有轻微的电解质变化。

五、治疗计划

有了适当的病史细节和正常的体格检查，大多数患者在运动前后晕厥而不是运动时晕厥，很可能是一种神经心源性晕厥。如果进行了心电图检查，最可能的结果是正常。治疗神经心源性晕厥的主要方法是鼓励摄入水分和盐。不含咖啡因饮料的每日推荐的基线摄入量为1.8L（原著为64盎司）。随着体力活动的增加和汗液的流失，这可能意味着需补充更多的液体。这通常需要有意识的努力才能喝下这么多的液体。尿液应呈透明或稻草色，但决不能呈深黄色。在饮食中以腌菜、椒盐卷饼或食盐的形式向食物中添加盐会有所帮助。对于那些对它耐受的人，可以服用盐片来帮助补充，并有助于运动比赛。虽然已经描述了各种药理学药物（如米多君、氟氢可的松），但水和盐通常足以治疗神经心源性晕厥。运动也被证明

对这些患者有帮助。患者可以恢复活动，并被鼓励保持足够的营养和水分。其他促进神经心源性晕厥的可能因素包括低血糖（询问他们是否错过了一顿饭，当他们昏倒时是否非常饥饿），缺乏睡眠，并发疾病（特别是发热或呕吐），以及明显的身体疼痛（腹部绞痛、月经痉挛、偏头痛等）。对于较困难或复发的病例，可能需要进行儿科心脏病学评估。

第18章
在体育竞赛中发生晕厥的 16 岁运动员

16-year-old athlete who has syncope during athletic competition

王 凤 译 梁雪村 校

一、病例介绍

"我是急诊室的,有一名 16 岁的男孩今天参加足球比赛,突然晕倒在了球场上。他们说,就在他摔倒之前,他表现得很奇怪,有点迷失方向,走路非常不稳。他当时正朝着球的相反方向跑,然后摔倒了,脸朝下摔倒在地,前额有严重挫伤,鼻子可能骨折了。在比赛现场的一名旁观者是一名护士,在他还没起来的时候去检查他。她说,她可能感觉到了脉搏,但并不确定。她决定开始胸外按压,并告诉人们拨打急救电话。大约胸外按压 30s 后,男孩开始醒转,令人惊讶的是,在医护人员检查了他之后,他想要回去玩!除了脸部受伤外,他现在感觉很好。我在想,也许他只是脱水了,但"没有脉搏"的事情让我有点担心。我现在就给他做个心电图,但想知道他是否需要在再次上场之前到您那里就诊?"

二、我在想什么

在这个年轻人获准再次参加体育比赛之前,我需要见见他和他的家人。任何关于无脉搏的讨论都需要进一步的评估,包括病史、家族史、全面的体检和一系列检查,以确保目前和未来的心脏功能。这种类似的情形下,有许多情况可以出现,通过对遗传性心律失常综合征进行心脏和基因检查,可以找到答案(表 18-1)。目前的情景是心搏骤停幸存,除非证明是其他情况。采取合乎逻辑和全面的评估方法是确定事件复发风险的关键。

表 18-1 鉴别诊断	
可能性	病 因
很可能,直至被排除	• 肥厚型心肌病 • 冠状动脉异常 • WPW 综合征 • 主动脉狭窄 • 心肌炎 • 长 QT 间期综合征 • 儿茶酚胺敏感性多形性室性心动过速 • 致心律失常性右(左)心室心肌病 • Brugada 综合征
可能	• 神经心源性或血管迷走性晕厥 – 血管抑制药,心脏抑制型或混合型 • 中暑 • 使用非法药品或有不良反应的处方药
罕见	• 特发性室颤 • 短 QT 间期综合征 • 早期复极

三、病史和体格检查

如第 17 章所述,病史采集对晕厥患者的调查至关重要。细致而详细的病史(如"事发现场调查")将导致正确的检查和成功的诊断。这种调查需要时间和大量的努力,应在儿科心脏病专家和(或)电生理学专家的帮助下进行。联系目击者、现场急救人员、亲属，往往超出了诊室调查的范围，需要协调。本章将集中讨论可能让医疗保健专业人员做出结构性或心律失常性心脏病诊断的问题和答案。

从事件发生前的一段病史开始。在某些情况下，心脏停搏幸存的受害者在他们生命的早期可能也有类似的表现，询问患者可能会发现过去有晕厥发作的经历。当问及患者晕厥前几分钟的情况时，目击者描述的奇怪行为并不少见。在经历心律失常的患者中，经常有患者在晕厥前表现异常；这在体育参赛者中尤其如此（如踢乌龙球、反向奔跑、站在一个尴尬的位置）。患者对跌倒有什么回忆：有没有异常心跳的前驱症状？是否采取任何复苏措施，包括应用自动体外除颤器？如果用了，有没有除颤器留下的痕迹？严重心律失常的患者可能不会回忆起晕厥前发生的许多事情，往往醒来后发现发生了一些事情，但他们觉得已经准备好恢复先前的活动了。心律失常患者如果跌倒时不能支撑自己，可能会导致严重的面部损伤，如鼻梁骨折、牙齿碎裂和（或）血肿。

在疑似心脏停搏幸存的患者中，家族史对于指向潜在的遗传性诊断至关重要。家族史应该侧重于家庭中不明原因的死亡、不明原因的溺水、不明原因的癫痫发作和不明原因的车祸的细节；与体育活动有关的死亡或在 50 岁之前死于"心脏疾病"的家庭成员。应列出并询问具体情况，但为了理解清楚，鼓励使用口语化术语（扩大或增厚的心脏）。问题还应涉及可能的在特定情况下通常表现为晕厥的心脏停搏幸存者。例如，询问响亮噪声时（长 QT 间期综合征）或兴奋（如过山车）或受到惊吓 / 惊讶（儿茶酚胺敏感性多形性室性心动过速）而晕厥的家庭成员。对于家中可能的死因不明者，还需要对亲属进行随访。医疗保健提供者应该准备好拨打额外的电话，这可能涉及与疏远的家庭成员进行艰难的对话。

既往史应该调查以前的疾病或晕厥发作，以及最近服用的药物。遗传性心律失常综合征，如长 QT 间期综合征，可能因使用处方药或非处方药而加剧。运动员的社会史应该包括确定使用非处方能量制剂、提高成绩的药物或非法药物的情况。

体格检查的重点是心脏疾病的征象，听诊时可能表现为异常节律或病理性杂音。一般来说，对于可导致心脏停搏的患者，体格检查是正常的，这使得病史和额外的检查对诊断至关重要。

四、诊断检查

考虑到心搏骤停幸存的相关风险，这种表现类型的患者将接受一系列检查。在这种情况下，明智的做法可能是让患者入院接受心脏监护进行观察。最初的血液检查应包括心肌酶（如肌钙蛋白 I）。血气分析、生化、全血细胞计数、乳酸和毒物筛查都应该检查，以评估骤停和终末器官损害的可能病因。心电图用以评估诸多与心律失常相关的疾病，如 WPW 综合征、长 QT 间期综合征、Brugada 综合征，甚至心肌炎。考虑到某些情况下心电图可能存在间歇性正常，建议进行连续心电图检查。应做超声心动图以评估结构性心脏病，包括评估冠状动脉的异常起源或走行。运动负荷试验可作为儿茶酚胺敏感性多形性室性心动过速患者心律失常的激发试验（图 18-1）。为了阐明导致心脏停搏的临床、遗传和解剖因素可能需要进一步的检查。

心脏磁共振成像延迟增强检查有助于确定肥厚型心肌病的瘢痕区域或致心律失常性右心室心肌病的脂肪浸润区。在某些情况下，心脏计算机断层扫描或心导管检查可能有助于更好地显示冠状动脉的起源和走行。也可考虑进行电生理检查，药物试验可引起细胞变化，表现为心电图变化，可用于诊断 Brugada 综合征或长 QT 间期综合征这类疾病。例如，给予普鲁卡因胺可引起 Brugada 患者的 ST 段改变（图 18-2）。小剂量肾上腺素的应用被证明可导致 1 型长 QT 间期综合征患者的 QT 间期延长。

最后，基因检测对心脏停搏幸存者很有帮助，许多公司提供基因组合检测来筛选心源性猝死相关的几种突变。虽然在诊断时非常有帮助，但在撰写本文时，基因组合检测通常还欠明朗。这是

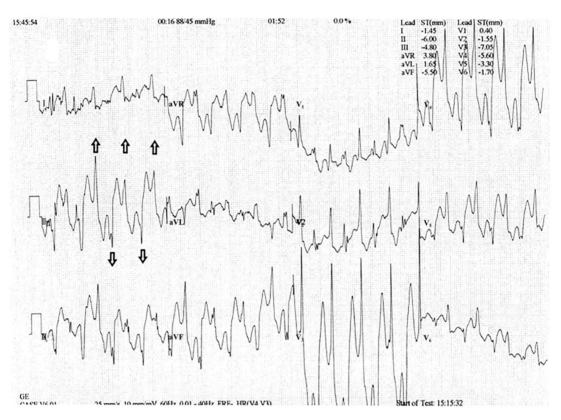

▲ 图 18-1　双向性室性心动过速

运动负荷试验显示双向性（箭）宽 QRS 波心动过速 。这位患者有体育活动时晕厥发作的病史。双向性室性心动过速是儿茶酚胺敏感性多形性室性心动过速（catecholaminergic polymorphic ventricular tachycardia，CPVT）的典型表现

因为许多患者具有意义未知的变异，或者没有与猝死相关疾病有关的已知突变。

五、治疗计划

心脏停搏者必须看儿科心脏病专家和（或）电生理学家。患者应入院接受心脏监护观察。应进行全面的病史采集和体检，然后进行血液检查、心电图，并开始做超声心动图。随着证据引导医生的诊断道路，将确定进一步的测试。如果可以做出诊断，并发现是基因遗传上的问题，则需要对受影响的家庭成员进行进一步的检查。与此同时，建议患者限制体育活动，直到患者和家属清楚了解继续参与活动的风险和益处。

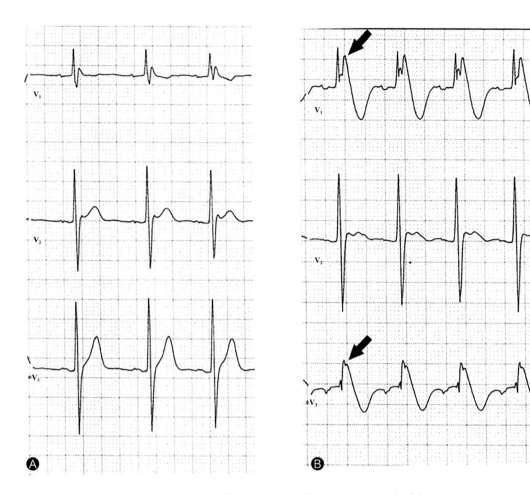

▲ 图 18-2　普鲁卡因胺试验导致 Brugada 综合征模式

A. 胸前导联 V_1、V_2 和 *V_3 的基线心电图模式，*V_3 导联是将电极置于 V_2 导联上方一个肋间隙，也称为 V_2B 或 Brugada 位置；B. 以每分钟 20μg/kg 静脉注射普鲁卡因胺，结果显示该导联出现 ST 段抬高（箭）和显著的 T 波倒置，提示 Brugada 综合征。患者因流感入院后出现发热性晕厥发作，并在医院监护中出现室性心律失常，为明确诊断进行了这种药物试验

推荐阅读

［1］ Ackerman M, Atkins DL, Triedman JK. Sudden cardiac death in the young. *Circulation.* 2016;133(10):1006-1026. https://doi.org/10.1161/CIRCULATIONAHA.115.020254.

［2］ Maron BJ, Zipes DP, Kovacs RJ, American Heart Association Electrocardiography and Arrhythmias Committee of Council on Clinical Cardiology, Council on Cardiovascular Disease in Young, Council on Cardiovascular and Stroke Nursing, Council on Functional Genomics and Translational Biology, and American College of Cardiology. Eligibility and disqualification recommendations for competitive athletes with cardiovascular abnormalities: preamble, principles, and general considerations: a Scientific Statement from the American Heart Association and American College of Cardiology. *Circulation.* 2015; 132(22):e256-e261. https://doi.org/10.1161/CIR.0000000000000236.

第 19 章
"不规律"心律的 17 岁患者

17-year-old presents to emergency room with "irregularly irregular" rhythm

孙淑娜 **译** 赵趣鸣 **校**

一、病例介绍

"你好，我是从对面成人医院急诊打来的。这里有一名因为心悸就诊的 17 岁男性。他说第一次注意到心悸的症状是在 2 天前，当时正和朋友们一起打篮球，感觉不错，并在便利店喝了杯饮料。我问他是不是能量饮料，但他说喝了一杯冰镇饮料。不久之后，他觉得自己心跳异常。那天晚上他上床睡觉后，醒来时仍然有同样的感觉，但没有那么明显。过去几天他一直在上学，但是今天他感觉疲劳乏力，所以他父亲把他带来了急诊。我听诊时听到了心跳节律不规则，所以做了心电图。心电图显示心房颤动！我在急诊室里经常遇到这种情况，确定是心房颤动；但是心房颤动为何会出现在一名 17 岁的孩子身上？要给他注射地尔硫䓬吗？需要给他用抗凝药吗？"

二、我在想什么

我需要看看这个心电图。心房颤动在儿童人群中很少见，但确有可能发生。另外，可能还有其他的节律被计算机误读为心房颤动（表 19-1）。然而，上述表现听起来确实具有年轻人心房颤动的特征。鉴于这种表现并不寻常，需要进行全面评估，包括病史、家族史、体格检查、超声心动图、栓塞风险，最终决定是否进行短期和长期治疗。在大多数情况下，需要进行复律并随访复发情况。

表 19-1 儿童 / 青少年人群中心房颤动的病因	
可能性	病 因
很可能	• 潜在的先天性心脏病 • 室上性心动过速转化为心房颤动
可能	• 咖啡因（能量饮料） • 感冒药（麻黄碱） • 非法药物使用 • 迷走神经介导（冷饮）
罕见	• 甲状腺功能亢进 • 阵发性房颤 • 遗传性心律失常综合征

三、病史和体格检查

鉴于心房颤动在儿童和青少年人群中的罕见性，发现导致心律失常的潜在原因往往是病史记录的重点。既往病史应确定患者是否有心脏病史，无论是结构性的还是电生理性的疾病。建议从当前病史开始询问，特别是心律失常的开始时间，因为这可能影响治疗。其他信息包括身体活动、药物或食物摄入等，可能会有所帮助。已知食用冰沙或冰淇淋奶昔等冷饮后可能出现心房颤动，这是由迷走神经介导的反应。含咖啡因的饮料、麻黄碱等兴奋剂或使用非法药物可引发心脏异位搏动，这可能是年轻人心房颤动的诱因。确定心律失常症状的发生频率有助于评估再发风险。症状记录也有助于确定是否需要持续监测。在大多数年轻人中，心悸是最常见的症状，通常在休息时出现。其他相关的症状，如体重减轻、焦虑感、精神病和（或）震颤，都表明可能患有甲状腺功能亢进。有无神经系统症状，如单侧无力、视力改变、眼睑或嘴唇下垂及语言障碍等，对于判断脑血管事件（如脑卒中、短暂性脑缺血发作）非常重要，应紧急处理。心房颤动家族史，特别是在年轻时发生心房颤动，可能提示遗传性心律失常综合征。

这些患者的体格检查通常正常，除非其患有先天性心脏病。心房颤动可能是作为危险因素的潜在疾病的结果。包括心脏瓣膜病、肥胖、阻塞性睡眠呼吸暂停综合征、系统性高血压、2 型糖尿病和既往心律失常。随着年轻人群变得更加肥胖，并开始呈现出在成年人中常见的疾病，年轻人群的心房颤动可能会增加。由于心房颤动时心脏活动紊乱，听诊表现为经典的"不规则"节律。

四、诊断检查

心电图是诊断心房颤动的最佳方法。通常显示不规则的基线波动（图 19-1）。心电图应由儿科心脏病专家，最好由电生理学家解读。由于心房颤动在成人中常见，心电图系统将不规则节律视为心房颤动的敏感性增加。因此这可能是个混淆因素，儿童的正常窦性心律失常被计算机错误地标记为心房颤动。

五、治疗计划

一旦诊断心房颤动就应确定心律失常开始的时间。有些患者能够回忆起开始感到心悸的时间，这会是一段有价值的病史。由于心律失常造成的心房节律紊乱，循环血量不足，血栓形成风险增加。因此，推荐心房颤动持续时间 > 48h 的患者进行影像学检查以评估血栓形成情况。血栓通常来自左心耳，所以首选经食管超声心动图以对其进行更好的成像。成人患者可以进行 ≥ 3 周的抗凝治疗，而不进行经食管超声心动图检查。而在青少年中，由于依从性问题和治疗监测的需要而不太可能采取这种方案。对于心房颤动持续时间 < 48h 的患者，可在复律前给予一剂肝素，

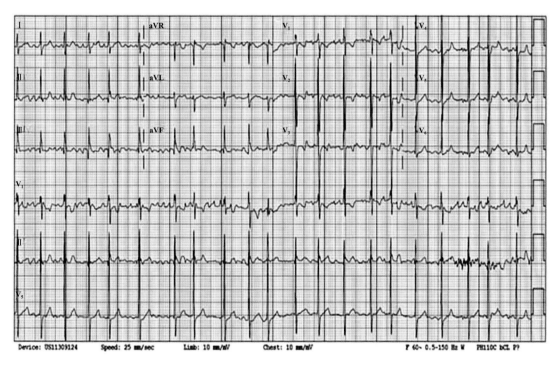

▲ 图 19-1 心房颤动
心电图显示心房节律紊乱，心律不规则并出现心房颤动

通常在安全和可行的前提下尽快进行。

通常在深镇静或麻醉下，利用心脏复律 / 除颤器进行同步电复律。设备应该与 QRS 波同步或选择"同步"。建议使用电极片，并选择 0.5～1J/kg 的能量。若复律电流未与 QRS 波同步，可能在易损期输送电流而导致心室颤动。一旦发生，应立即以 2～4J/kg 能量除颤（非同步）。有些患者心房颤动持续时间长，需要多次增加剂量。有时则需要重新定位电极片，如将前－左外侧改为前－后。

一旦患者成功转为窦性节律，出院前应密切监测是否复发。在青少年中，心房颤动复发少见。当复发时，必须考虑其他因素，包括是否存在其他心律失常的可能。这种情况可见于旁路介导的房室折返性心动过速最终转化为心房颤动的患者。消除心律失常的潜在基础可以消除心房颤动的发生。对于复发性心房颤动的青少年患者，建议进行电生理学检查以评估是否有适合消融的其他心律失常基础。与成人不同的是，肺静脉隔离仅作为备选，用于温和疗法失败的患者。

最后，谈谈抗凝治疗和脑卒中风险。年轻的青少年患者不常具有成年患者的额外危险因素。常用的抗凝药物评分，如在成人中使用的 CHADS2VASC2，并不适用于青少年，因为他们通常位于低分区域。对于首次发生的心房颤动，一般不推荐抗凝。可以经验性地在开始给予抗血小板药物，如 81mg 的阿司匹林。对于反复发作的心房颤动，有神经系统症状，或者先前证实有血栓形成的患者可能具有抗凝指征，但这相当罕见。对于有明显血栓形成危险因素的患者，可在患者、家属和儿科心脏病专家讨论后选择抗凝药物。

推荐阅读

［1］ Gourraud JB, Khairy P, Abadir S, et al. Atrial fibrillation in young patients. *Expert Rev Cardiovasc Ther*. 2018; 16(7):489-500. https://doi.org/10.1080/14779072.2018.1490644.

［2］ January CT,Wann LS, Calkins H, et al. 2019 AHA/ACC/HRS focused update of the 2014 AHA/ACC/HRS guideline for the management of patients with atrial fibrillation: a report of the American College of Cardiology/American Heart Association Task Force on Clinical Practice Guidelines and the Heart Rhythm Society in Collaboration with the Society of Thoracic Surgeons [published correction appears in Circulation. 2019 Aug 6;140(6):e285] *Circulation*. 2019;140(2):e125-e151. https://doi.org/10.1161/CIR.0000000000000665.

第四篇 特殊情况
Special circumstances

第 20 章
产妇胎儿评估显示胎儿心脏节律异常
Maternal fetal evaluation reveals fetus with abnormal rhythm

孙淑娜 **译** 赵趣鸣 **校**

一、病例介绍

"你好，我是这里新来的产科医生，我正在为一位妊娠 20 周的母亲进行检查。她妊娠期一切正常；G2P1，第一胎为活产婴儿，这是第二次妊娠。我打电话的原因是发现超声检查时胎儿的心律非常不规则，偶尔会很快。听起来很像心律失常，我担心这会影响妊娠。我是否应该找其他医生合作一起管理胎儿？我的同事中有成人心脏专家，但他们让我联系你。请问你有什么建议吗？"

二、我在想什么

这听起来像是胎儿心律失常的典型病例。然而，问题在于弄清楚：这是什么类型的心律失常，它对于胎儿的健康和发育来说有多严重，以及如何处理。胎儿心律失常的管理应视为一项团队工作，包括产科医生、胎儿心脏病专家、儿科和（或）成人电生理学家。关于谁应该参与的决定还取决于另外涉及心脏外科医生的可能的治疗计划。

胎儿心律失常可分为缓慢性心律失常和快速性心律失常。心律识别最常用的方法包括胎儿超声心动图，并利用 M 型超声心动图记录房室机械收缩，以此替代心电图。左心室流入道和流出道的多普勒超声也可以替代心电图。胎儿心磁图也可以达到上述目的，但仅有少数机构使用。

胎儿心动过缓可继发于胎儿心脏传导阻滞。胎儿可表现为不同程度的心脏传导阻滞，包括一度、二度 I 型、二度 II 型和三度或完全性心脏传导阻滞。出生时患有心脏传导阻滞的婴儿，其母亲携带抗 SSA 和抗 SSB 抗体的可能性较高。然而，反之并不成立（抗 SSA 和抗 SSB 抗体阳性的母亲生出的婴儿患有心脏传导阻滞的风险并不高）。胎儿超声显示早期一度心脏传导阻滞的胎儿应在产科和儿科心脏病学团队的合作下仔细随访其进展情况。胎儿超声心动图检查可作为是否有先天性心脏病的证据，因为心脏传导阻滞可能是该检查的第一适应证。已有对胎儿母亲应用药物（如类固醇、免疫球蛋白）以期降低心脏传导阻滞进展风险的相关研究，但结果大多不确定。一旦发展到三度或完全性心脏传导阻滞，胎心率就可能过低以致影响血流动力学稳定，并可能导致胎儿水肿。早期可以进行胎儿起搏，从而阻止胎儿水肿的发展，为足月分娩提供可能；然而，目前这项技术尚未在临床应用。建议尽可能延长妊娠时间，密切监测任何恶化的倾向及水肿的表现。在此期间，医疗团队应确定分娩方案，并评估通过临时导线起搏的必要。最终，婴儿需要永久起搏。

对于胎儿快速性心律失常，同样需要使用类似的包括 M 型超声心动图、多普勒超声或胎儿心磁图的诊断方法。大多数情况下，M 型超声心动图能够清晰显示心房和心室的收缩运动，并且提示早搏。房性早搏常见于胎儿，有时可导致快速性心律失常如房性心动过速或心房扑动呈 2 : 1

或 3 ：1 下传到心室（图 20-1）。这表现为不同的异位搏动后出现快速、持续的节律，与该病例中呈现的场景非常相似。胎儿同样有可能发生折返性室上性心动过速。频繁发作或持续发作的心动过速可能对胎儿产生不利影响，并导致胎儿水肿。在这种情况下必须通过母亲进行干预治疗。

因此，对胎儿的治疗包括对母亲和胎儿的管理。目前公认的胎儿快速性心律失常的一线治疗方法是对母亲使用相对高剂量的地高辛，以使在胎儿体内达到适当浓度。监测母亲是否有地高辛中毒迹象，并评估胎儿心律失常是否治疗有效。其他治疗药物包括氟卡因、索他洛尔、胺碘酮。

上述药物的不良反应对母亲较为显著，且皆有致心律失常作用。母亲需要接受仔细监测，在多数情况下需要住院接受遥测和每日心电图监测。同样，尽可能延长妊娠时间直至足月分娩是首选。婴儿出生后，如果有必要，可以根据妊娠期的治疗方案个体化调整，但可以口服药物治疗。

鉴于在胎儿心律失常期间同时管理母亲及胎儿的重要性，医疗团队和患者间应有清晰的沟通计划和策略。共同制订各种决策，并让其中的每位成员都了解病情和变化，这往往会涉及许多不同部门。必须特别注意保持整个团队"处于需要有效协调的循环中"。

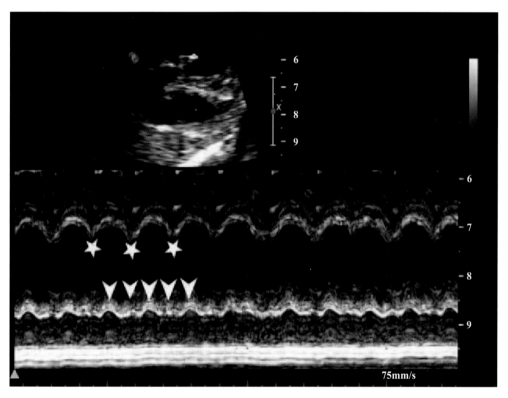

▲ 图 20-1　用 M 型超声心动图诊断胎儿心律失常
图片为胎儿 M 型超声心动图显示的室壁运动。上方的线（星）表示心室壁收缩。中间为心房壁收缩（箭头）。心房收缩多于心室收缩，提示房性心律失常

推荐阅读

［1］ Batra AS, Balaji S. Fetal arrhythmias: diagnosis and management. *Indian Pacing Electrophysiol J*. 2019;19(3):104-109. https://doi.org/10.1016/j.ipej.2019.02.007.

［2］ Wacker-Gussmann A, Strasburger JF, Cuneo BF, Wakai RT. Diagnosis and treatment of fetal arrhythmia. *Am J Perinatol*. 2014;31(7):617-628. https://doi.org/10.1055/s-0034-1372430.

第 21 章
在房室管缺损手术后发生完全性心脏传导阻滞的 3 月龄婴儿

A 3-month old child with complete heart block after surgery for AV canal defect

孙淑娜 **译** 赵趣鸣 **校**

一、病例介绍

"很抱歉今晚打你电话，但你是儿科电生理的值班医生吗？我是重症监护室（intensive care unit, ICU）的住院医师，今晚和我的主治医师同时也负责心血管 ICU。1h 前，我们带回了一名 3 月龄的房室管缺损术后的唐氏综合征患儿。外科医生说手术顺利，术中出现一过性完全性房室传导阻滞，几分钟就恢复了。为了防止万一，外科医生留置了心室起搏导线。回来后患儿的血流动力学一直是稳定的，但现在心率下降到 80 次 / 分，血压有点低。心脏节律是稳定的，但我不确定是否每个 P 波都能下传。现在控制心室率为 100 次 / 分来维持血压。主治医师让我打电话给你。"

二、我在想什么

术后房室传导阻滞是年轻人中最常见的获得性心脏传导阻滞。最常见于影响传导系统所在解剖位置的手术，如室间隔缺损或房室管修复。然而，房室传导阻滞在一些不涉及心脏传导系统操作的手术（如 Fontan 手术）后同样可见。虽然最可能发生的是传导阻滞，但利用心电图或心律条带（图 21-1）对其进行分类仍然很重要。在有发生传导阻滞的风险时，心脏外科医生将放置临时起搏导线，以防需要起搏。理想情况下，为进行更接近生理状态的起搏，需要放置心房和心室起搏导线。但如果仅有心室导线，同样可以达到目的。

第一步是起搏以实现血流动力学稳定。在上述病例中，以较高的心率起搏确实有助于提高患儿的血压。应尝试根据心房率来匹配患儿的预期心率。如果同时具有心房和心室导线，可以将临时起搏器设置为心房感觉和心室起搏模式，这代表了一种更接近生理的起搏模式（图 21-2）。若只有心室导线，最好将心室起搏心率与窦率相匹配（图 21-3）。超过预期心率会导致心室充盈时间缩短，对心室产生不利影响。

一旦确定了合适的频率并放置了临时起搏器，倒计时就已开始，原因如下。第一，临时起搏导线本身的使用寿命很短。因此，对于需要临时起搏的患儿，应每天检查起搏阈值和感知阈值。由于操作时可能发出警报，因此应当告知遥测技术人员（如果有的话）、床边护士和家属。临时起搏器和阈值的测试最好留给熟悉技术和如何排除故障的人。如果阈值增加到超过临时起搏器最大输出量的一半，或者导致意外的膈肌起搏，心脏外科医生应意识到可能需要更换起搏器。类固

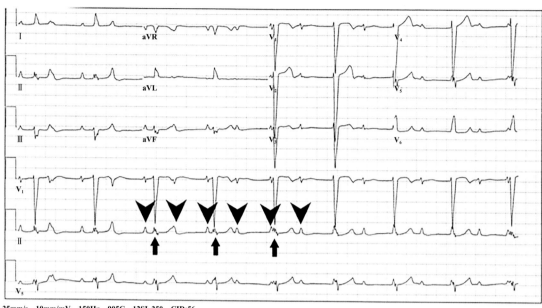

25mm/s　10mm/mV　150Hz　005C　12SL 250　CID:56

▲ 图 21-1　术后传导阻滞

心电图显示心脏手术后出现三度或完全性房室传导阻滞。窦性 P 波（箭头）与 QRS 波（箭）分离，两者频率不同。QRS 波的增宽可能是继发于手术干预的左束支传导阻滞

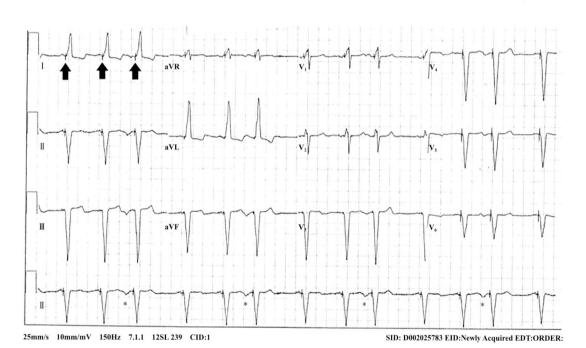

25mm/s　10mm/mV　150Hz　7.1.1　12SL 239　CID:1　　　　　　　　　SID: D002025783 EID:Newly Acquired EDT:ORDER:

▲ 图 21-2　心房感知 - 心室起搏

心电图显示心房感知 - 心室起搏模式。由于起搏信号来自右心室心尖部，所以 QRS 波宽大；QRS 波前为来自起搏信号的波形，被称为"起搏钉"（箭）。这是一种通过感知心房活动并触发心室起搏的同步起搏模式。即感知心房活动，包括心房早搏（*），来触发心室起搏

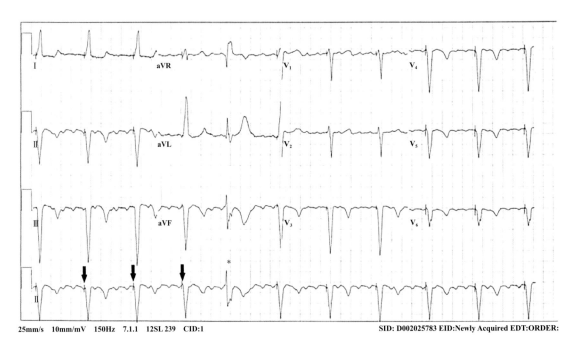

▲ 图 21-3 非同步心室起搏

心电图显示心室起搏和感知（如 VVI 模式），而不感知心房活动。起搏器忽略房性心律失常，以固定频率起搏心室，图中以起搏钉（箭）标记。当感应到心室早搏（*）时，抑制心室起搏。根据设定的频率，在适当的时间间隔后恢复心室起搏

醇或抗炎药物在术后传导阻滞中的作用尚未在临床研究中得到证实。第二，已被证实若能在 7 天内恢复窦性心律，则传导阻滞再发的风险并不高。根据经验，那些在 7～10 天后持续出现传导阻滞的患儿通常需要植入永久性的心脏起搏器。尽管有传闻证据表明早期恢复窦性心律会导致晚期传导阻滞，植入永久性起搏器后较晚恢复窦性心律，但起搏器的作用总是真实的。

是否植入永久性起搏器不应由一人决定，而应该与外科医生、儿科电生理学家和家属共同决定，但最应该由患儿的需要决定。婴儿需要心外膜起搏导线，起搏器可以放置在腹部。在年龄较大的先天性心脏病患儿中，血管通路可能妨碍经静脉系统。无导线起搏器的新技术可能有所帮助，但尚未被广泛采用，长期预后未知。

第22章
室间隔缺损手术后出现交界性异位心动过速的4月龄婴儿

A 4-month-old postoperative ventricular septal defect with junctional ectopic tachycardia

储 晨 **译** 赵趣鸣 **校**

一、病例介绍

"我这里有一名4月龄男婴,今天早些时候刚做过室间隔缺损(ventricular septal defect,VSD)修补术。整个下午他的心率一直在"爬升",现在已经到了200次/分。他的血压很低,也没有小便了。QRS波是窄的。我认为这是某种类型的室上性心动过速(SVT)。我尝试用了腺苷。它一点没有减慢心率。如果有什么变化的话,就是他的心率更快了。接下来我该怎么做呢?"

二、我在想什么

到目前为止,我听到的有三大线索,提示这不是一个典型的折返性SVT(不是房室折返性心动过速,也不是房室结折返性心动过速)。

第一条线索是整个下午他的心率一直在"爬升"。折返通常是突发突止的。逐渐上升提示这不是一个折返性心动过速,而更提示是一个自律性的、局灶性的机制。自律性异常是指窦房结以外的其他细胞具有了类似窦房结的特性、可以自发产生动作电位的一种现象。有时这些细胞以比窦房结快很多的速度发放冲动,因此产生了心动过速。

第二条线索是这个SVT对腺苷无反应。典型的折返性SVT(房室折返性心动过速和房室结折返性心动过速)可被腺苷通过阻断房室结而终止发作。对于窄QRS波心动过速还需鉴别房性心动过速或心房扑动。不过,阻断房室结后使得心室率暂时变慢,通常是短暂的,一旦腺苷的作用消失,心室率仍然会回到原先的频率。

第三条线索是QRS波是"窄的"。一个术后发生的心律失常可以是SVT或室性心动过速(ventricular tachycardia,VT)。VT会有宽的QRS波。一个窄的QRS波意味着这是个SVT或起源于高位间隔部的VT,立即进入了房室束,因此产生了窄的QRS波。最常见的符合这种情况的心律失常是交界性异位心动过速[(junctional ectopic tachycardia,JET)(在英国和欧洲被称为房室束心动过速)]。

JET最常见于在房室结区域进行心脏直视手术后不久的婴儿。大多数专家将JET归类为一种SVT,尽管它有和VT一样房室分离的特点(一些患者的房室可能存在关联,P波正好在QRS波后面)。

我想请打电话的人给我一份12导联的或心电监护上的心电图。仔细查看通常能找到分离的P波(图22-1)。在一些患者中,P波很难看到。

这种情况下，可以做一个包含了心房电图的心电图。很多从手术室回来的术后患者都带着心房和心室起搏导线，把心电图的一根导联连接到心房导线上就可以得到心电图上的心房电图偏转（图4-3）。

做出诊断后，我要关注于治疗了。治疗由3个主要因素决定。首先，术后的JET通常是自限性的，2~3天后可转复。其次，JET会严重影响心输出量并导致血流动力学失调。最后，虽然它起源于房室结部位，但在JET中房室传导通常是存在的。

既然JET是一种自律性局灶性的心律失常，试图通过像超速抑制或电复律的方法去终止它发作是没意义的。事实上，由于电复律会使心肌"变弱"，反而会让事情变糟，而没有任何抗心律失常作用，因此是需要避免的。

由于JET是一种异常的自律性局灶发作，因此减少任何的儿茶酚胺类刺激很重要。这类药物由于正性变时效应而增加心率。仔细排查一下所有的血管活性药物，减少应用这类药物很有用。有时候说起来比做起来容易，因为刚刚接受了心脏大手术的婴儿心室收缩力可能不好，一定的正性肌力支持治疗是很重要的。这种情况下，只能尝试和寻找一个平衡，而不是过分激进地放弃这些正性肌力药。同样的原则适用于所有的血管扩张药（如米力农、硝普钠等），因为血压的下降会导致内源性儿茶酚胺的分泌增多。

温度是影响心率的一个主要驱动因素，因此降低患者的体温非常重要。事实上，大部分发生了JET的婴儿从手术室回来时交界性节律并不快。在手术中，他们的体温通常保持得比较低，是低体温状态。体温的逐渐上升和发热似乎是很多婴儿发生心动过速的主要原因。因此，降低体温是治疗中重要的一环。这可以通过多种方法来实现：把凉爽的衣物盖在患者身上，脱去患者的衣物，降低房间温度，把患者放在降温毯里。虽然更低的温度会引起颤抖反射从而产热并抵消冷却的效果，但据称温度可以低到32℃。如有需要，这个

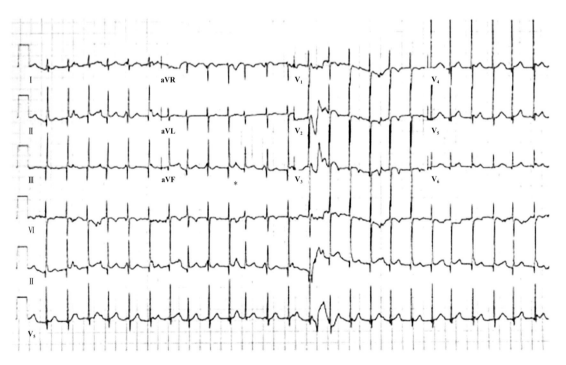

▲ 图 22-1　交界性异位心动过速

心电图显示交界性心动过速伴有心房分离。由于心房节律和交界性节律彼此分离，有的时候窦性P波会夺获交界区（*）并带来下一个QRS波，这个QRS波与前一个QRS波的距离比标准的交界性节律要近。这种分离伴有心动过速可导致血流动力学失调

问题必须解决，可通过应用镇静药的方法。这一切的前提是在心律失常发作期间孩子仍继续使用呼吸机。

抗心律失常药发挥了重要的作用。抗心律失常治疗的目的和降温一样，要降低心动过速的频率。应用在 JET 中的 2 种主要药物是静脉注射普鲁卡因胺和静脉注射胺碘酮（也有少量报道用静脉的艾司洛尔）。还没有研究比较这些药物的有效性和安全性，如何应用似乎主要取决于医生和机构的偏好。大部分机构似乎喜欢用胺碘酮。不过有一项将两者进行比较的研究表面，普鲁卡因胺在某些方面可能更好。这 2 种药物都有各自的缺点，对于胺碘酮来说最重要的是肝功能异常，而对于过多的应用了静脉注射普鲁卡因胺的患者来说，可能会引起癫痫发作。2 种药都是先给个初始剂量，再持续输注，并调整滴速直到达到合适的心率。

需要注意的是不论是胺碘酮还是普鲁卡因胺都无法从根本上改变节律。它们主要用于在等待 JET 自行转复的过程中控制心率。有一种新药可以真正地作用于异常自律性并"转复"为窦性节律，叫伊伐布雷定。不过，该药在儿童中的应用经验还很有限，另外，它没有静脉制剂。由于大部分患者在心脏手术后无法通过胃肠道进食或服药，严重限制了这种新药的应用。

最后，一旦通过上述措施把心率降下来了，应以比自身节律稍高一点的频率进行心房起搏。这样做的好处是可以提供房室顺序起搏，显著提供血压和心输出量（图 22-2）。建议每天 1 次或 2 次断开起搏器查看是否自主节律已转复为窦性节律。这通常需要 2~3 天的时间。常有一段窦性和交界性节律交替的时期，交界性节律逐渐减少，窦性节律逐渐增多，直到心律失常完全消失。只要没有血流动力学失调，交界性节律本身不是问题（图 1-4）。在用前面描述的方法控制心率并提高了心输出量后，接下来的处理就是等待了。

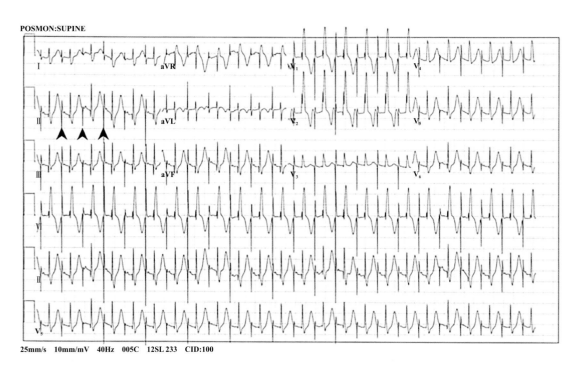

POSMON:SUPINE

25mm/s　10mm/mV　40Hz　005C　12SL 233　CID:100

▲ 图 22-2　术后交界性异位心动过速行超速心房起搏

心电图显示在一名法洛四联症术后伴右束支传导阻滞的患者中以约 150 次 / 分的频率行心房起搏。心房起搏钉信号位于 P 波之前（箭头）。心房起搏必须超过交界性异位心动过速的频率以维持房室顺序。其他减慢交界性异位节律的措施通常也是需要的

第 23 章
曾植入起搏器的出现眩晕和一次晕厥发作的 10 岁儿童

A 10-year old child with a pacemaker who is dizzy and had a syncope episode

储 晨 **译** 赵趣鸣 **校**

一、病例介绍

"晚上好，我正在急诊室打电话，这里有一名 10 岁患有先天性心脏病的女孩，一直在其他州的一家中心随访，带着起搏器，发生了一次晕厥。她和家人在当地的一个国家公园度假，在短途徒步的时候晕倒了。她母亲说今天早上她感觉不舒服，并抱怨说感觉很累，但是他们以为可能只是飞行后的时差反应。她在徒步旅行中晕倒后，每隔几分钟就会感到头晕目眩，然后又恢复正常。她的母亲说上次去检查起搏器大约是 18 个月前，后来他们错过了几次预约就诊。在最后一次就诊时，心脏科医师说在一个导联中看到了一些变化，但'目前还是稳定的'。我联系不上她原先的心脏科医师。她的心率似乎还好，但不规则。我给她拍了张 X 线片，看到很多手术留下的线和夹子，但是我没在胸腔看到起搏器。我想你是否可以检查一下起搏器确认它还在工作？"

二、我在想什么

当我听到一名带着心脏起搏器的患者出现晕厥发作时，我首先要知道的是起搏器装置是否还在正常工作。对于来我们这就诊的熟悉的患者，可能会在之前的就诊中发现线索，如电极阻抗的

变化 [通过起搏导线的电流的阻力。如果过高，可能意味着导线的破损或断裂（图 28-2）；如果过低，这可能提示导线周围的绝缘层破裂] 或感知的变化（感知是心脏起搏器识别或"感知"患者自身心跳的能力）或起搏器阈值的变化（阈值是起搏器发出的能够可靠地电激活其所放置腔室的最低电流）。这些都是患者来起搏器随访门诊时我们要检查的。像这个病例这样我们不熟悉的患者，最重要的事情是明确患者植入了什么类型的起搏器设备（及哪个公司制造的），以决定使用合适的程控仪来查看该设备。会有一张卡给起搏器患者，他们应作为一张识别卡随身携带，上面有关于设备和导线的信息，包括植入日期。如果患者的家人不知道设备的类型，一种不透射线的识别标记可以在 X 线片上被识别出来，这是有帮助的。另外，用不同的起搏器程控仪试错也可以帮助决定使用正确的程控仪。

很重要的是要知道有时候起搏器并不在胸腔内。这通常是小年龄的儿科患者，起搏器植入在腹腔内。在这类患者中，与传统的成人患者发生器置于左上胸部和放置经静脉导线不同的是，导线是放置在心外膜（接触心外膜外的心脏表面）。

起搏器有两个主要的功能——感知和起搏。

以前，我提到起搏器"按预期运行"的概念，这是一个特别的用词。由于设计或制造缺陷导致心脏起搏器无法正常工作的情况是很少见的。但是，起搏器可能在系统正常的情况下工作，却达不到预期的效果。一个例子是过度感知的概念，设备将一个波形（如 T 波）解读为心室收缩，并决定不对心脏进行起搏。如果设备设置的灵敏度数值太低（数值较低表明起搏器可以"感知"到更小的电位，也就是说，它是过度敏感的，就可能发生这种情况。还有一种机制，也是更可能的情况，是因为导线异常而无法让起搏器的输出夺获心脏。

随时间进展起搏器导线会失效，因此需要常规随访。失效导线的标志可能是阻抗值的升高（过高表明对电流流动有很高的阻力，如果导线断裂会发生这种情况）和起搏器阈值的改变（需要高于预期的电流激活心腔，这意味着导线和心脏之间的接触点有问题）。放射片对心外膜导线有帮助，有助于确认导线断裂的部位。和以前拍的片子比较有助于发现变化。由于通过断裂导线的间歇性连接，导线断裂可能导致间歇性无法夺获心脏。这可能发生在位置或运动变化时，特别是腹部植入和心外膜导线时。在一些患者中，起搏可能是间歇性的，患者可能有头晕发作，这是起搏信号间歇性丢失的表现。

采取的措施取决于儿童心脏科或电生理专业医师对设备的检测结果，通常是与来自公司的设备代表一起操作的。大多数医院都配备了设备查询系统，可以根据需要对设备进行评估和重新编程。同时，对患者的临床处理是第一步。如果担心心率不够或心动过缓会导致血流动力学不稳定，在起搏器还在评估的过程中给予正性传导药物可有助于保持原先的心率。在一些患者中，改变起搏器程序可以使得捕捉信号更一致、心率更稳定。如果是感知过度的问题，可以通过让起搏器敏感度降低来解决（就是让感知数值更大），或者完全去除起搏器的感知功能，也就是，只设置起搏功能。在大部分起搏器中另一个去除感知功能的方法是在设备上放置一个设备专用的大功率磁铁，将其置于"磁铁模式"，可以使得起搏器只有起搏模式而没有感知功能。在某些情况下，需要更换导线并放置新的导线。这时，应给予患者相应支持和观察直到正确的程序发挥作用。

推荐阅读

[1] Epstein AE, DiMarco JP, Ellenbogen KA, et al. ACC/AHA/HRS 2008 guidelines for devicebased therapy of cardiac rhythm abnormalities: a report of the American College of Cardiology/American Heart Association Task Force on Practice Guidelines (writing committee to revise the ACC/AHA/NASPE 2002 guideline update for implantation of cardiac pacemakers and Antiarrhythmia devices) developed in collaboration with the American Association for Thoracic Surgery and Society of Thoracic Surgeons [published correction appears in J Am Coll Cardiol. 2009 Apr 21;53(16):1473] [published correction appears in J Am Coll Cardiol. 2009 Jan 6;53(1):147] *J Am Coll Cardiol.* 2008;51(21):e1-e62. https://doi.org/10.1016/j.jacc.2008.02.032.

[2] Epstein AE, DiMarco JP, Ellenbogen KA, et al. 2012 ACCF/AHA/HRS focused update incorporated into the ACCF/AHA/HRS 2008 guidelines for device-based therapy of cardiac rhythm abnormalities: a report of the American College of Cardiology Foundation/American Heart Association Task Force on Practice Guidelines and the Heart Rhythm Society. *J Am Coll Cardiol.* 2013;61(3):e6-e75. https://doi.org/10.1016/j.jacc.2012.11.007.

第 24 章
从突然倒地中复苏的 11 岁儿童

An 11-year-old child resuscitated from sudden collapse, found to have a long QT on ECG

储 晨 **译**　赵趣鸣 **校**

一、病例介绍

"你好，我这里是急诊室。我们这里有一名 11 岁的患者，他和家人在公园玩时'倒下'了。他家人打了急救电话，进行了心肺复苏（cardiopu-lmonary resuscitation，CPR），但当救护车来的时候他的情况已有所好转，他们不需要再给他做心肺复苏或电击治疗。现在他看起来还好，但是他的心电图电脑读图显示 QT 间期延长。请帮助我们。"

二、我在想什么

电脑读图提示 QT 间期延长是需要关注的，但有时电脑会犯很明显的错误。长 QT 间期综合征的诊断是可能改变生活的，得小心谨慎地下诊断。电脑读图必须通过手动测量来确认。即便如此，在这个特定的病例中，怀疑这是一个真正的长 QT 间期综合征的可能性很高，因为出现了突然倒下的表现。

长 QT 间期综合征是一种遗传性的离子通道病（心脏离子通道的障碍），使得患者容易发生一种不同寻常的室性心动过速，称为尖端扭转型室性心动过速（Torsades des pointes，TdP）（图 24-1）。TdP 可导致死亡，电击可以成功的将其转复为窦性心律。不过，患者可能会出现非持续性的可自我终止的 TdP 发作，因此可以从"倒下"中自行恢复而不需要电击。一个易混淆的表现是可能表现出"癫痫发作"。一次 TdP 发作会导致脑部缺氧，

结果患者出现缺氧发作。当 TdP 发作停止时，脑部血供恢复，抽搐停止，患者醒来。在这种情况下，很容易忽略心脏，而全力去检查神经系统。

在青少年和儿童中的一个容易混淆的疾病是血管迷走性晕厥，在这个年龄组中更为常见。血管迷走性晕厥是一种由于短暂低血压导致暂时性意识丧失而发作的晕厥。研究显示青少年和儿童中 99% 的晕厥发作是由于血管迷走性晕厥（见第 16 章）。所以，一方面，患者可能是患一种罕见的威及生命的疾病（长 QT 间期综合征）；另一方面，可能是一种常见的良性疾病，从不会导致威及生命的状况。对这个孩子来说无论是错误诊断了哪一个都可能导致严重的后果。忽视了长 QT 间期综合征会将他的生命置于危险之中，而错误地诊断为长 QT 间期综合征会给他贴上一个难以去除的不良的医学标签。

发生事件的病史可能是最重要的方面之一。如果"倒下"发生在他跑步或激烈地玩耍和兴奋的时候，会倾向于像长 QT 间期综合征这样的致命情况，而不是血管迷走性晕厥。直系亲属中有其他人发生"突然的"或"无法解释的"或"无法充分解释的"死亡的家族史进一步增加了怀疑的程度。由于上面讨论过的原因，"癫痫发作"的家族史也要引起怀疑的。

长 QT 间期综合征患者 TdP 发作经常是在运动中或在一个突然的警醒事件中发生，尤其是突

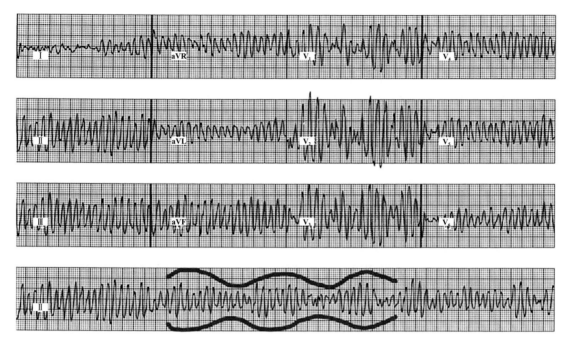

▲ 图 24-1　尖端扭转型室性心动过速

心电图显示尖端扭转型室性心动过速。扭转通常被描述为室性心律失常围绕一个点扭转,很像布置派对用的丝带(红线)

然的噪声(如唤醒闹钟或火警)。长 QT 间期综合征也和游泳及不明原因的溺水有关。一个特别的问题是询问有无耳聋的家族史。一种罕见形式的长 QT 间期综合征叫作 Jervell 和 Lange-Nielsen 综合征,与耳聋有关。

心电图是重要的证据。QT 应测量并通过公式校正(Bazett 公式)。男孩 QTc > 460 ms 和女孩 QTc > 480 ms 被认为异常的。观察 T 波的形态也很重要。它们在长 QT 间期综合征心电图中的形态可能很怪(图 24-2 至图 24-4)。

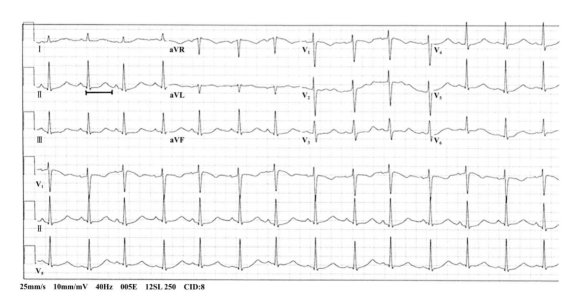

25mm/s　10mm/mV　40Hz　005E　12SL 250　CID:8

▲ 图 24-2　长 QT 间期综合征 1 型

心电图显示窦性节律,QT 间期延长(见测量处),T 波基底部宽。这是长 QT 间期综合征最常见的一种类型,由于钾通道突变所致

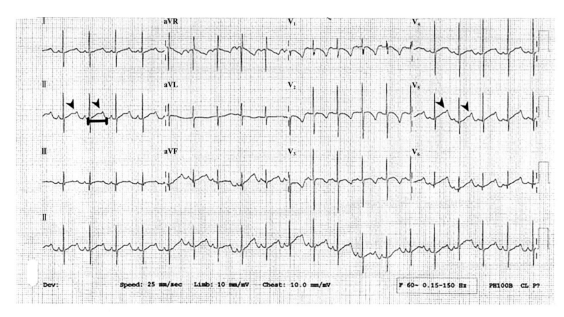

▲ 图 24-3　长 QT 间期综合征 2 型

心电图显示窦性节律，QT 间期延长（见测量处），T 波伴有切迹（箭头）。这是长 QT 间期综合征第二常见的类型，由于钾通道突变所致

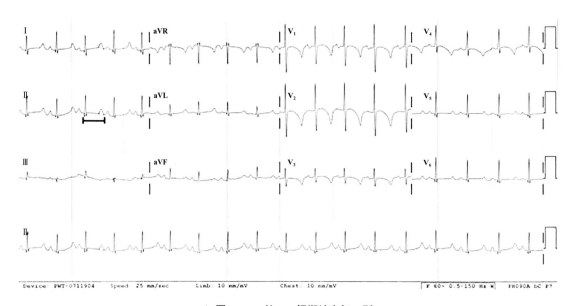

▲ 图 24-4　长 QT 间期综合征 3 型

心电图显示窦性节律，QT 间期延长（见测量处），等电位线长，T 波峰值晚。该类型由于钠通道突变所致

　　一个需要考虑的重要因素是外部因素，如电解质失衡和某些药物可能导致 QT 间期的延长。常见的因素有低钾血症、低钙血症和低镁血症。一个长长的药物清单（www.crediblemeds.org）可导致 QT 间期延长。特定的脑部状况（如偏头痛、低温复苏和颅内出血）可能导致 QT 间期延长。最后，在任何复苏后 QT 间期都可能延长，由于发生了明显的液体转移和潜在的心脏损伤。如果这些常见的因素都不存在但 QT 间期仍然延长，那长 QT 间期综合征的可能性就很高了。更令人

困惑的是，先天性长 QT 间期综合征患者的 QT 间期可能并不总是延长的！

基于以上这些原因，我认为这个孩子应接受观察，除非有压倒性的证据表明他的"倒下"不是真正的"倒下"，而只是血管迷走性晕厥。

推荐阅读

［1］ Ackerman MJ. Genotype-phenotype relationships in congenital long QT syndrome. *J Electrocardiol*. 2005;38(4 Suppl):64-68. https://doi.org/10.1016/j.jelectrocard. 2005.06.018.

［2］ Crediblemeds.org. *Crediblemeds: Home*; 2020. Available at: https://crediblemeds.org/. Accessed November 16, 2020.

第 25 章
因晕厥就诊的 12 岁肥厚型心肌病儿童

A 12-year old with hypertrophic cardiomyopathy presents to the emergency room with syncope

梁雪村 **译**　赵趣鸣 **校**

一、病例介绍

"你好，我是从急诊室打来的，这里有一名 12 岁的患有肥厚型心肌病（hypertrophic cardiomyopathy，HCM）的男孩，他今天在课间休息时晕倒了，他现在看起来很好，各项指标都很稳定。我还需要做些什么吗？或者我可以让他出院，然后让心脏科检查一下？"

二、我在想什么

我很担心这位患者，这位患者需要住院做进一步的检查和观察。他现在发生了晕厥，说明他有可能出现致命性心律失常和猝死的潜在疾病。对于有潜在心脏病的儿童来说，任何晕厥都应该非常重视。尽管血管迷走性晕厥（单纯性晕厥）在儿童中很常见，但事实上，在青少年和年轻人中，HCM 是猝死最常见的原因。对于任何有潜在心脏问题并以晕厥为表现的患者，血管迷走性晕厥只有在尽一切努力确保患者不会发生致命的心律失常而夭折后才应被考虑。事实上，正如心律失常可能会因为无法解释的原因而突然发生一样，它们也可能会莫名其妙地突然停止。

因为这位患者已经看了心脏病专家并被诊断为 HCM，所以我们可能已经有了一些病史。复习一下这个孩子以前的病史是很重要的。询问家属孩子最近是否生病或有并发疾病也是很重要

的。HCM 的特征是心室异常增厚，这反过来使心室顺应性降低（僵硬），从而限制其心排血量。这类患者对与腹泻、呕吐或摄入不足相关的可导致脱水的疾病的耐受性非常差。孩子上学的事实说明没有并发疾病，但确定这一点是很重要的。

同样重要的是，要设法弄清楚孩子发生昏迷时在做什么。他是在操场上跑步，还是在和朋友们玩？与体力消耗有关的晕厥通常提示致命的心律失常，而休息或站立不动时的晕厥往往不提示。同样重要的是询问是否有人观察到孩子在晕厥时是否有癫痫样动作或是否有大小便失禁。任何这些特征的出现都提示需要高度关注该患者的严重心律失常情况。

对 HCM 患者进行全面的、以心血管为重点的检查，包括仔细听诊任何杂音。此外，在患者站立、下蹲和下蹲后站立时听诊也很重要，这个动作可以帮助"揭开"左心室流出道梗阻（如果存在的话）的面纱。

孩子在急诊室接受心电监护观察时，很重要的是要观察是否有任何室性早搏（PVC），哪怕是任何轻微的心律失常。如果还没有进行心电监护，最重要的检查是心电图（图 25-1）和超声心动图。然而，即使它们与之前的检查没有变化，重要的是不被错误地打消疑虑。

应该考虑对患者进行心脏磁共振成像

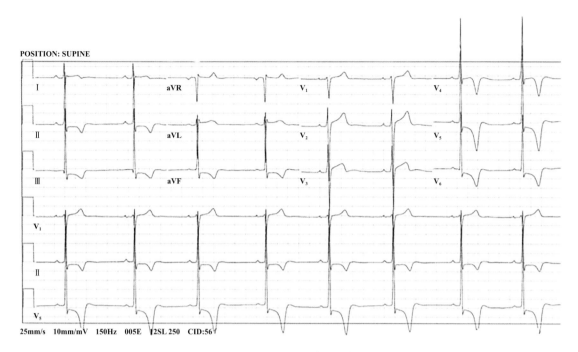

▲ 图 25-1　肥厚型心肌病的心电图表现

心电图显示窦性节律，前侧壁导联（$V_4 \sim V_6$）高 R 波，提示左室肥厚，伴下壁导联（Ⅱ、Ⅲ、aVF）和前侧壁导联 ST 段压低和 T 波倒置，所有这些表现高度提示肥厚型心肌病

（cardiac MRI，CMR）检查，CMR 已被证明对不寻常形式的肥厚和局部的肥厚更为敏感。而且延迟钆增强 MRI 可显示心肌瘢痕，而这种瘢痕的程度和严重程度已被证明与致死性心律失常的电易损性相关（图 25-2）。

还应该考虑对患者进行运动测试，因为心律

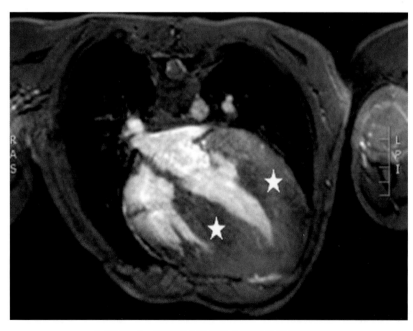

▲ 图 25-2　肥厚型心肌病的心脏磁共振成像表现

这是一名肥厚型心肌病患者的心脏 MRI 图像，清晰显示心室壁增厚（星）。异常肥厚的室壁会阻碍血液，并包含瘢痕组织，这两种情况都会导致心脏停搏

失常可能是由运动"诱发"的，这将表明需要积极的治疗。虽然有时心电图很难解释，但对心律的追踪可以提供诊断或提供线索，以恰当地确定心律失常。

并强烈建议咨询儿科电生理学家。主要目的是确定这个孩子发生致命室性心律失常而猝死的风险。如果这种风险被认为很高（通常被认为是5年内发生致命心律失常的可能性＞6%），这个孩子将需要放置一个植入式除颤器，以在反复发生室性心律失常的情况下保护他。

推荐阅读

[1] Balaji S, DiLorenzo MP, Fish FA, et al. Risk factors for lethal arrhythmic events in children and adolescents with hypertrophic cardiomyopathy and an implantable defibrillator: an international multicenter study. *Heart Rhythm*. 2019;16(10):1462-1467. https://doi.org/10.1016/j.hrthm.2019.04.040.

第 26 章

出现频发室性早搏的 13 岁法洛四联症修补术后的青少年

A 13-year old with repaired tetralogy of Fallot with frequent PVCs

梁雪村 **译**　　赵趣鸣 **校**

一、病例介绍

"我们门诊有一名 13 岁的孩子来做常规健康评估。她在不到 1 岁的时候做了法洛四联症的根治术。我给她做检查时发现她的心律不规则。所以，我们做了心电图，发现两次室性早搏（PVC）。我想让她来看你的门诊，大概多久她能看到你的门诊？在此期间她还需要做什么其他的检查或治疗吗？此外，她是游泳运动员，这个周末有一场游泳比赛。能允许她游泳吗？"

二、我在想什么

法洛四联症是最常见的紫绀型先天性心脏病之一，通常在婴儿期诊断。心脏的主要畸形是大型室间隔缺损（VSD）和肺动脉狭窄。肺动脉狭窄可以是多水平的（瓣膜、瓣膜以下或瓣膜以上，或者这些的组合）。几乎所有的儿童都接受了外科手术纠治，包括修补 VSD 和肺动脉狭窄的疏通。在解除右心流出道梗阻的过程中，可能会影响肺动脉瓣的功能，造成明显的肺动脉瓣反流，导致右心室的扩大。另外，可能存在肺动脉狭窄缓解不充分，使者存在明显的右心流出道梗阻。这两个问题［肺动脉狭窄和（或）反流］都增加了右心室的负荷，这种右心室负荷的一个重要的长

期后果是导致严重室性心律失常。在极端情况下，患者可能出现室性心动过速或纤颤，导致虚脱甚至猝死。当一名初级保健医生告诉我这个患有法洛四联症的孩子有室性早搏时，我必须判断：这些异位搏动是良性且不相关的发现，还是这个孩子有发生潜在危及生命的室性心律失常的巨大风险？

我会问儿科医生的问题是：孩子怎么样了？她是否经历过晕厥（特别是在体育锻炼时）、呼吸困难或运动时胸痛，或者偶尔感到心跳加速等症状？没有这些问题将是非常令人欣慰的。如果存在这些问题，尤其是晕厥，可能高度说明孩子需要立即就诊。

我会马上安排孩子去做心电图检查。我会特别注意孩子心脏的节律和 QRS 波的情况，已发现较宽的 QRS 波与不良预后相关。我还会观察室性早搏，看看它们是较常见的单形（QRS 波形相同）还是多形（QRS 波形不同），后者可能意味着异位搏动来自多个点，更与心肌病变较广泛的疾病过程有关（图 26-1 和图 26-2）。

什么时候去看她，取决于上述问题。如果她有症状，特别是在运动时晕厥、头晕或胸痛，我会立即去看她。如果结果令人安心，就不必着急，在她进诊所之前可以进行其他测试。最重要的检

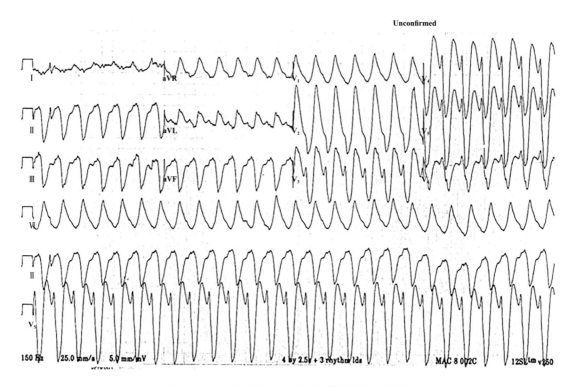

▲ 图 26-1　法洛四联症患者单形性室性心动过速

表现为单形（单形态 QRS 波）宽 QRS 波心动过速的法洛四联症患者心电图。由于对血流动力学影响不严重，患者虽然有症状，但能够耐受心动过速发作

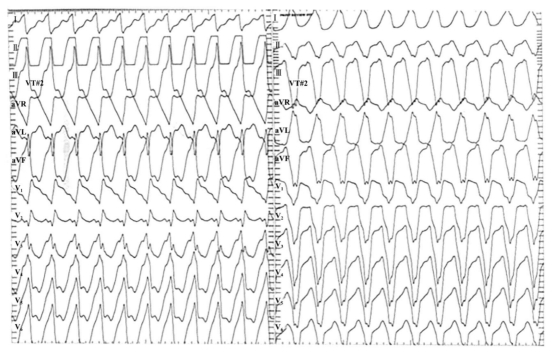

▲ 图 26-2　法洛四联症患者多形性室性心动过速

在进行电生理评估时发现一名法洛四联症患者的心电图表现为两种不同形式的室性心动过速。注意两种室性心律失常的形态学差异，这两种心动过速对患者的血流动力学影响都很大

查是超声心动图和诸如 Holter 或任何较新的心电监护仪（见第 5 章）这类长程心电监护。这些检查越不正常，我就越担心病情恶化。如果她有运动期间的症状，我也会强烈考虑做运动测试，看看是否会导致严重的心律失常。

参加体育运动的问题可能比较棘手。虽然没有必要过多地惊动儿科医生、孩子或她的父母，但是，我想确保她没有被置于任何不必要的风险之中。能否参加体育运动的答案取决于儿科医生

对上述问题的回答。如果她的症状令人担忧（晕厥、头晕或胸痛，特别是运动时），我会要求她避免游泳等运动，直到心脏病专家对她进行评估。如果她在其他方面一切正常，这些室性早搏只是偶然发现的，我会同意她继续游泳和做其他运动，同时进行评估。说了这么多，谨慎的做法是确保在她锻炼的场所有一台自动体外除颤器（automated external defibrillator，AED），作为一种备用安全措施（见第 27 章）。

推荐阅读

［1］ Atallah J, Gonzalez Corcia MC, Walsh EP. Participating members of the pediatric and congenital electrophysiology society. Ventricular arrhythmia and life-threatening events in patients with repaired tetralogy of Fallot [published correction appears in Am J Cardiol. 2020 Nov 6] *Am J Cardiol*. 2020;132:126-132. https://doi.org/10.1016/j.amjcard.2020.07.012

［2］ Harrild DM, Berul CI, Cecchin F, et al. Pulmonary valve replacement in tetralogy of Fallot:impact on survival and ventricular tachycardia. *Circulation*. 2009;119(3):445-451. https://doi.org/10.1161/CIRCULATIONAHA. 108.775221.

［3］ Walsh EP. The role of ablation therapy for ventricular tachycardia in patients with tetralogy of Fallot. *Heart Rhythm*. 2018;15(5):686-687. https://doi.org/10.1016/j.hrthm.2018.01.030.

第 27 章
在使用自动体外除颤器后成功复苏 15 岁青少年

A 15-year old presents after successful resuscitation with an AED

梁雪村　**译**　赵趣鸣　**校**

一、病例介绍

"你好，我是急诊室主治医生。一辆救护车正在从当地一所高中赶来的路上。他们告诉我有个 15 岁的男孩在练习摔跤时摔倒了。教练们接受过心肺复苏（CPR）训练，他们说男孩没有呼吸，也没有脉搏。健身房有自动体外除颤器（AED），他们给孩子接上后，系统显示'建议电击'，他们便给孩子实施了电击！孩子有了脉搏，但昏迷了大约 10min。急救人员告诉我那孩子感觉很好，想回去训练。我让他们把他送过来，但我怀疑这是真的。他还太年轻，不会心脏停搏，是吗？"

二、我在想什么

如前所述，虽然罕见，但年轻人确实会发生心脏停搏。我的第一个想法是立即把这个青少年送到医院，并开始检查以了解事件的细节，希望能找到病因。

若一个年轻人心脏停搏而没有复苏成功，不仅对家庭，而且对社区都是毁灭性的。在发生此类事件后，儿科心脏病专家经常被患者的来访和电话咨询淹没，因为家长们担心他们的孩子也会发生同样的事件。他们的焦虑是可以理解，统计数据显示在不包括婴儿和 18 岁以上的人的情况下，心源性猝死的发生率约为 1/100 000。不幸的是，年轻人心源性猝死的病因常常是不确定的。

令人鼓舞的是，在这个案例中，教练们接受了适当的复苏训练，并在现场配备了 AED。快速和协调一致的第一反应可以挽救生命。我们经常听到年轻人不明原因死亡这类令人震惊的事件，却很少听说旁观者的行动所带来的"拯救"。掌握如何实施复苏措施的知识可能会挽救某人的生命。更多的时候，是为了拯救你认识或爱的人。美国心脏协会鼓励每个人在呼叫帮助时，在心脏停搏的情况下学习并实施"仅用手的 CPR"。"纯手 CPR"可以简单地描述为在胸部中心用力快速按压（100 次 / 分），每次按压之间要求胸廓充分回弹。

复苏的下一个关键是学会使用 AED。工作场所、学校、教堂、非营利组织和其他公共或私人组织已经采取措施，将 AED 纳入其社区安全，但还有更多的工作可以做。除了配备 AED 之外，人们知道何时需要，以及熟悉如何使用 AED 也很重要。显而易见，AED 应该只用于昏迷的患者。AED 应该操作简单、界面友好，并提供关于在哪里使用 AED 贴片和如何操作的指导。有些甚至会提供如何进行 CPR 的指导。贴上 AED 贴片，暂停按压，AED 确定心脏节律和是否建议电击（图 27-1）。如果建议使用电击，则应离开患者并立即按下电击按钮，然后进行 CPR。在整个复苏过程中，AED 将继续分析心脏节律，应尽量减少按

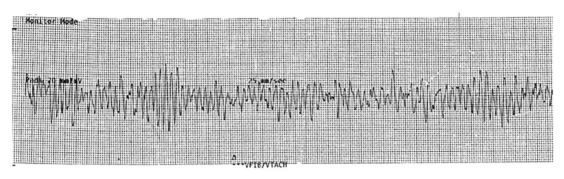

▲ 图 27-1　自动体外除颤器描记的心电图

从自动体外除颤器（AED）下载的心室颤动的单导联心电图。某些 AED 设备可以记录心律，这对诊断非常关键

压中断。

投入时间学习 CPR 措施和了解 AED 的操作是改善社会公众健康的第一步。减少在紧急情况下采取行动的犹豫确实可以挽救生命。

推荐阅读

［1］ Atkins DL, Berger S. Improving outcomes from out-of-hospital cardiac arrest in young children and adolescents. *Pediatr Cardiol*. 2012;33(3):474-483. https://doi.org/10.1007/s00246-011-0084-8.

［2］ Kovach J, Berger S. Automated external defibrillators and secondary prevention of sudden cardiac death among children and adolescents. *Pediatr Cardiol*. 2012;33(3):402-406. https://doi.org/10.1007/s00246-012-0158-2.

［3］ Thomas VC, Shen JJ, Stanley R, Dahlke J, McPartlin S, Row L. Improving defibrillation efficiency in area schools. *Congenit Heart Dis*. 2016;11(4):359-364. https://doi.org/10.1111/chd.12375.

第28章
受到一次电击的 16 岁植入除颤器的青少年
A 16-year-old teen with a defibrillator who received a shock

李 萍 **译** 梁雪村 **校**

一、病例介绍

"这里有一名 16 岁的青少年，有心脏停搏病史，已植入了植入型心脏复律除颤器（implanted cardioverter defibrillator，ICD），他今晚被送到了急诊。今天早些时候，他和一些朋友一起打篮球，他说感觉到有人在背后狠狠地打了他一拳，他不知道是谁干的，然后继续打球。傍晚放学回来后，他躺在沙发上看电视。他的母亲叫他吃晚饭，当他从沙发上站起来，开始走向厨房时，他感觉到砰的一声，就像是胸口被踢了一脚，立即摔倒在地。他的母亲看到他摔倒了，立刻检查他是否安好，他看起来还好，但是很痛苦。她把他带到这里后，我安排了胸部 X 线检查。我还有什么能做的吗？"

二、我在想什么

从描述来看，这位青少年像是被 ICD 的一次"放电"电击了。接下来的问题是，这是"适当的"，还是"不适当的"电击？任何出现或可能已出现 ICD 放电的患者都应立即进行设备检查（图 28-1 和图 28-2）。现代的 ICD 系统可实现远程监护，允许患者自行对 ICD 进行查看，并通过电子方式发送给他们的电生理学家，但该系统不允许对设备进行可能需要的编程。因此，受到电击的 ICD 患者就诊于急诊和紧急护理并不少见。

在 ICD 适当放电的情况下，确定需要治疗的心律失常的病因是非常重要的。对于那些已知诊断的人来说，这可能意味着突破性的心律失常，本应由药物控制。我经常围绕药物依从性或最近剂量变化的问题进行询问。在某些患者中，如存在致命心律失常和猝死风险的潜在心脏病患者，ICD 可能已被用作一级预防。在这种情况下，系统按设定的程序工作。但为了防止心律失常进一步发作，我可能会考虑用药。这个过程中，我们需要考虑进行药物更换时患者是否需要接受住院观察和监测。最有可能的答案是需要，因为一般而言，这是最安全的做法。应行胸部 X 线片检查以排除任何潜在的装置或导线问题（图 23-1）。对 ICD 的程控随访应当关注其放电记录、放电前节律和放电后节律，这对于确定心律失常及治疗指导至关重要。

如果 ICD 出现不适当放电，了解导致 ICD 错误判读节律的原因至关重要。这通常是导联上的一些感应干扰造成的。第一步可拍摄胸部 X 线片明确 ICD 导联是否断裂，第二步使用适当的程控仪检测 ICD。由于导联断裂和导联连接问题可能是间歇性的，进行胸部和手臂运动配合实时程控有利于确定导联上是否有假象。如果存在导联问题，停用 ICD 很重要。这可以通过编辑程控仪来完成，但此时患者体内的 ICD 不起作用，如果患者有心律失常风险，可能需要进行体外除颤。这可以在医院完成，但居家时可用的替代品较少。有时，如果无法立即处理导线，我们必须考虑可穿戴式

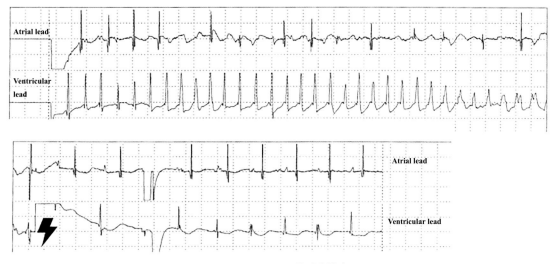

▲ 图 28-1　ICD 的适当放电

从一名被电击的患者的 ICD 上下载的信息。上图为心房导联，下图为心室导联。心室导联检测到快速室性节律（约 300 次 / 分），心房导联分离但与室性心动过速一致。ICD 检测到心律失常，充电，并放出（闪电）25J 的电流来终止心律失常，随后是心房感知和心室感知节律

Atrial lead. 心房导联；Ventricular lead. 心室导联

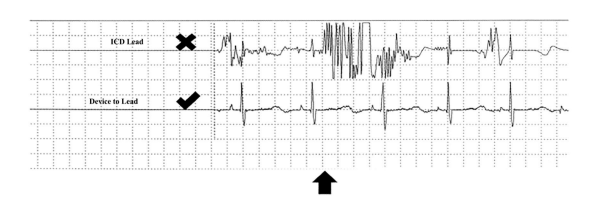

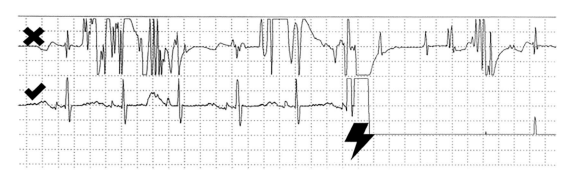

▲ 图 28-2　ICD 的不适当放电

从一名被电击的患者的 ICD 上下载的信息。上图表示来自 ICD 导联的电信号（以 × 标记）；下图表示设备与导联线之间的电信号，模拟单导联心电图（以 √ 标记）。噪声可被 ICD 导联注意到，该设备可检测到心室颤动（如箭头处所示），虽然设备与导联线之间的电信号显示为正常的心律。基于将导联上的噪声误定义为室性心律失常，该设备充电并产生 10 J 的电流（闪电）。这被认为是因导线断裂引起的不适当放电

ICD Lead. ICD 导联；Device to Lead. 设备与导联之间

除颤器，甚至是家用自动体外除颤器。在大多数情况下，我们会尝试尽快处理这些断裂的导线。

当高功率磁铁放置在设备上方时，可关闭 ICD 的除颤能力。当磁铁移除时 ICD 可出现放电。如果患者担心出现不适当放电，可放置磁铁。如果患者需要适当的放电，可立即移除磁铁。急救员或急诊室可以使用磁铁，但理想的情况是在患者有心电监护的情况下使用，以确定是否有任何需要干预的心律变化。

在临床中，我对适当或不适当的放电都有顾虑。这位青少年打篮球时发生了第一次放电，此时可能存在心律失常，但很难说，因为他没有描述任何进一步的症状。第二次放电可能是不适当的，因为他刚从沙发上起来，这种情况通常不会引起心律失常。有时，这种动作可能会加剧断裂导联上的噪声。我首先会拍摄胸部 X 线片，并会尽快检查 ICD。在急诊室或重症监护室使用磁铁是可以接受的。但最重要的是尽快对 ICD 进行程控，依据程控的结果，我们可以制订下一步的诊疗计划。

推荐阅读

［1］ DeMaso DR, Neto LB, Hirshberg J. Psychological and quality-of-life issues in the young patient with an implantable cardioverter-defibrillator. *Heart Rhythm*. 2009;6(1):130-132. https://doi.org/10.1016/j.hrthm. 2008.07.022.

［2］ Silka MJ, Kron J, Dunnigan A, Dick 2nd M. Sudden cardiac death and the use of implantable cardioverter-defibrillators in pediatric patients. The Pediatric Electrophysiology Society. *Circulation*. 1993;87(3):800-807. https://doi.org/10.1161/01.cir.87.3.800.

［3］ Epstein AE, DiMarco JP, Ellenbogen KA, et al. ACC/AHA/HRS 2008 guidelines for device-based therapy of cardiac rhythm abnormalities: a report of the American College of Cardiology/American Heart Association Task Force on Practice Guidelines (writing committee to revise the ACC/AHA/NASPE 2002 guideline update for implantation of cardiac Pacemakers and antiarrhythmia devices) developed in collaboration with the American Association for Thoracic Surgery and Society of Thoracic Surgeons [published correction appears in J Am Coll Cardiol. 2009 Apr 21;53(16):1473] [published correction appears in J Am Coll Cardiol. 2009 Jan 6;53(1):147] *J Am Coll Cardiol*. 2008;51(21): e1-e62. https://doi.org/10.1016/j.jacc.2008.02.032.

［4］ Epstein AE, DiMarco JP, Ellenbogen KA, et al. 2012 ACCF/AHA/HRS focused update incorporated into the ACCF/AHA/HRS 2008 guidelines for device-based therapy of cardiac rhythm abnormalities: a report of the American College of Cardiology Foundation/American Heart Association Task Force on Practice Guidelines and the Heart Rhythm Society. *J Am Coll Cardiol*. 2013;61(3):e6-e75. https://doi.org/10.1016/j.jacc.2012.11.007.

第 29 章

出现轻度心率增快的 22 岁有 Fontan 姑息手术史的青年

A 22-year old with history of Fontan palliation presents with mildly elevated heart rate

李 萍 **译** 梁雪村 **校**

一、病例介绍

"你好！我打电话给你是关于一名 22 岁的女性，她在我的胃肠道诊所随访，因为她是单心室做过 Fontan 手术的患者，后来出现了蛋白丢失性肠病（protein losing enteropathy，PLE）。她来常规随访，从 PLE 角度来看，她其实做得很好。但今天她抱怨道，在过去的 2 周里，她一直感到很累，没有精力。我在诊所给她测了经皮血氧，她的血氧饱和度是 95%，与过去一样。但她的心率为 110 次 / 分。我回顾了前面的记录，她过去的心率是 70~80 次 / 分，所以这次心率有些快。她看起来没有脱水，也没有发热。我给她做了一些基础的胃肠道实验室检查。因为实验室有事，她已经等了 1.5h，期间我一直将脉搏血氧仪放在她的手指上来监测心率，她的心率一直保持在 110 次 / 分，没有任何变化。我有点担心会发生什么事。"

二、我在想什么

先天性心脏病术后的患者有发生心律失常的风险。这与缝合或补片区域瘢痕形成有关，这些区域是发生心律失常的基质。心律失常可能起源于心房或心室，具体取决于进行手术的区域。行心房手术的患者，如大动脉转位患者，行心房调转手术（Mustard 或 Senning）或功能性单心室行 Fontan 手术，可以产生房性折返性心律失常。行心室手术的患者则有发生室性心动过速的风险。这些患者应由儿科或成人先天性心脏病专家和（或）电生理学家进行治疗。

这个患者的心率为 110 次 / 分，虽然该心率不是很高，但它提示有心律失常，尤其是它发生在接受姑息治疗的先天性心脏病患者中。接受姑息术治疗的心脏病患者在这种中度心动过速的持续性心律失常时可导致心功能不全。患者可出现充血性心力衰竭症状，包括疲劳、肺水肿和呼吸功能不全。

对于房性心律失常患者，心室率取决于房室结的传导，这可以防止进一步的症状或突然失代偿。因此，220~300 次 / 分的心房率被 2:1 阻断可能会引起 110~150 次 / 分的脉率。仔细分析心电图可以找到额外的 P 波以提示房内折返性心动过速（intraatrial reentrant tachycardia，IART）（图 29-1）。可能发生 IART 的其他线索是心律失常时缺乏心率变异性（图 29-2）。节律的一致性是基于既定的回路，通常环绕一个瓣膜或瘢痕区域。如果心率发生变化，心律失常可能是由不同

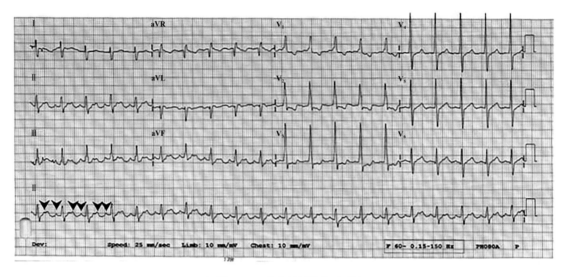

▲ 图 29-1　房内折返性心动过速

心电图显示轻度心动过速（约 150 次 / 分），心房 2∶1 传导。P 波存在，但有另外的 P 波隐藏在 T 波中（箭头）。患者有先天性心脏病手术治疗史

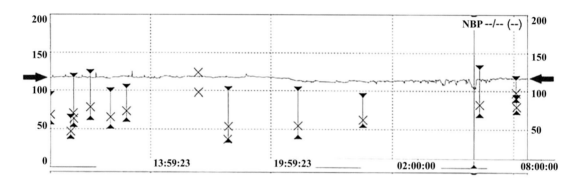

▲ 图 29-2　房内折返性心动过速患者的持续心率

图示一名房室间隔缺损术后房内折返性心动过速患者的心率随时间变化。心率在 Y 轴上，时间在 X 轴上。请注意在包括睡眠时间在内的较长时间内，心率的最小变化（红箭）约 120 次 / 分

的房室传导引起，如从 2∶1 到 3∶1 传导的变化。在某些情况下，尤其是在心脏功能减低的患者中，房室传导可能会增强，导致房室传导比例突然变为 1∶1 传导和循环衰竭。

患者的管理主要在于安全地缓解诱发性心律失常，同时无遗留后遗症风险。曾做过心脏手术并有房性心律失常的患者有血栓形成的风险，尤其是那些已经有这些心律失常很长时间或不明时间的患者。随后，一般建议那些心律失常 > 48h 的患者在复律前接受评估有无血栓的影像学检查，通常是经食管超声心动图。这适用于心房颤动的管理。对于先天性心脏病姑息术治疗的患者，

虽然不适合保持房性心律失常，但也可以考虑在心脏复律前进行至少 2～3 周的抗凝治疗和必要的心率控制，而不需要影像学检查。一个可能罕见的例外是完全性房室传导阻滞同时安装起搏器的患者，其起搏器的程序可以提供心率控制。然而，最重要的目标应该是尽早发现患者，尽早解决心律问题。

在准备经食管超声心动图检查和（或）心脏复律时，需要仔细考虑麻醉药或镇静药的具体情况。在考虑管理和使用可能增强房室传导并导致快速房性心律失常 1∶1 传导从而导致患者快速失代偿的药物时，这一点很重要。在这些形式的心

律失常发生时，在镇静前，患者应已放置好心脏复律器 / 除颤器贴片，并将设备设为"同步"模式，并设置好适当的心脏复律起始能量（0.5～1J/kg 双相，接近成人的患者为 100～150J）。需始终确保将贴片放置在患者的适当位置，记住先天性心脏病患者也可能是右位心。进行心脏复律的医生在麻醉诱导期也应在场，以防需要立即进行心脏复律。

对于这些心律失常反复发作的患者，应考虑长期抗心律失常治疗（通常使用强效抗心律失常药物，如氟卡尼、索他洛尔或多非利特）、心内导管消融或心律失常手术。需考虑的几个因素包括：可疑心律失常基质、基础解剖结构、手术后的解剖结构、血管通路和患者个人偏好。决策通常是由儿科心脏病专家、成人先天性心脏病专家、心脏外科医生和电生理学家组成的委员会共同参与制订。消融或手术的重点是通过创建阻滞线来消除心律失常回路的一部分传导区域（图 29-3）。风险是对一个区域的进一步消融可能会产生另外的心律失常来源。不幸的是，反复发作或新发心律失常在这类人群中很常见，因此需要持续随访以进行常规监测。

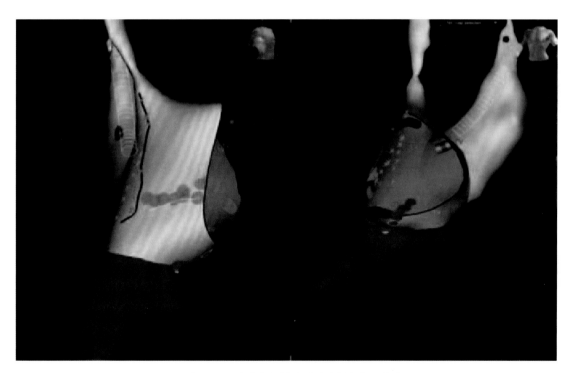

▲ 图 29-3　房内折返性心动过速的电生理消融

图像取自一名存在永存左上腔静脉的房室间隔缺损术后、利用 St. Jude Ensite NavX 系统进行电生理消融的患者。两张图像显示右前斜位和左前斜位的右心房、右上腔静脉（黄褐色）、下腔静脉（粉红色）和扩张的冠状窦（蓝绿色）。一个导管（黄色）放置在冠状窦，另一导管（深蓝色）放置在房室结附近。标记为 TV 的区域是手术创建的三尖瓣环上的部位。用绿色 × 标记的区域描绘了膈神经的路径。橙色和红色点是消融部位，在折返回路中形成阻滞线，以消除房内折返性心动过速的折返性房性心律失常

推荐阅读

[1]　Khairy P, Van Hare GF, Balaji S, et al. PACES/HRS Expert Consensus Statement on the Recognition and Management of Arrhythmias in Adult Congenital Heart Disease: devel- oped in partnership between the Pediatric and Congenital Electrophysiology Society (PACES) and the Heart Rhythm Society (HRS). Endorsed by the governing bodies of PAC-

ES, HRS, the American College of Cardiology (ACC), the American Heart Association (AHA), the European Heart Rhythm Association (EHRA), the Canadian Heart Rhythm Society (CHRS), and the International Society for Adult Congenital Heart Disease (ISACHD). *Heart Rhythm*. 2014;11(10):e102-e165. https://doi.org/10.1016/j.hrthm.2014.05.009.

［2］ Thomas VC, Trivedi B. Nonfluoroscopic ablation in the setting of congenital heart disease. *J Innov Card Rhythm Manag*. 2018;9(10):3359-3364. https://doi.org/10.19102/icrm.2018.091005. Published 2018 Oct 15.